내 몸을 살리는 셀프힐링

자연현미

내 몸을 살리는 셀프힐링

자연현미

민형기 지음

상상
나무

백미로 먹는 현미식, 좋은 음식을 함께 나누고 싶은 마음

우리 사회에 백미식의 문제점을 인식하고 현미식을 시도하려는 사람들이 늘어나고 있는 현상은 참으로 반가운 일이다. 오늘날 쌀의 생명 요소를 95% 이상 함유한 쌀눈과 쌀겨가 도정 시 깎여나간 백미는 말 그대로 불필요한 당질 덩어리일 뿐이다. 백미 밥 한 공기를 먹는다는 것은 곧 흰 설탕 한 공기를 먹는 것과 다름없다. 어머니 뱃속에서부터 불필요한 당질덩어리에 불과한 백미를 먹고 태어나서도 하루 세 끼 백미 밥을 먹는 아이들이 문제다.

이러한 백미식의 폐해를 극복하기 위해 나는 25년 이상 의욕적으로 현미식 운동을 했다. 현미식 운동의 주요 대상은 어린이 및 청소년이

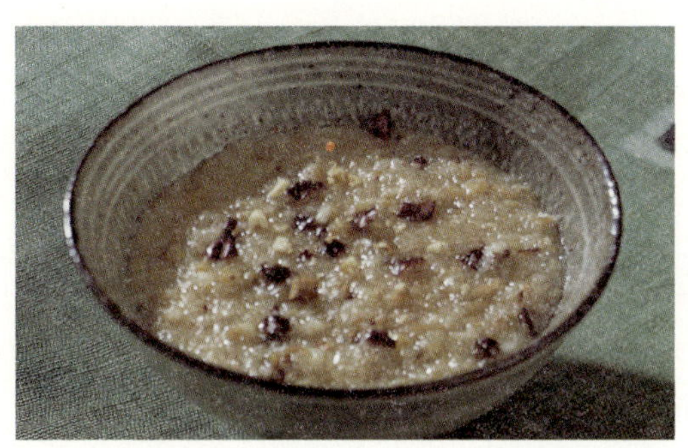

있다. 하지만 아무리 현미식의 중요성을 강조해도 대부분의 가정, 어린이집, 유치원, 초·중등학교 급식은 물론이고 기업체 구내식당, 일반 식당에서 제공하는 밥은 90%이상이 백미식이었다.

그러던 어느 날 회의감이 찾아왔다. 현실은 쉽사리 달라지지 않았기 때문이다. 좀처럼 진전이 없는 이 현실에서 현미식의 보편화는 실현 여부가 불투명했다. 결국 나는 새로운 방안을 고민하게 되었다. 그렇게 2~3년 고민 끝에 획기적인 아이디어를 고안해 내었다.

필자가 고안해 낸 현미식 운동의 핵심은 '백미로 먹는 현미식' 이다. 현미에서 백미로 찧는 과정에서 깎여 나간 쌀눈·쌀겨를 발효시켜 여러 가지 조리방법에 활용하여 백미와 다시 만나게 하는 것이다.

이는 아이들에게 익숙한 백미밥을 빼앗지 않고도 현미밥의 영향을 그대로 섭취할 수 있고, 일반 현미밥을 먹는 것보다도 더 완전한 현미식을 실천할 수 있는 혁명적인 방법이다.

필자는 오랜 세월동안 발효전문가들과 함께 고민하고 수많은 연구와 실험을 통해 완벽한 발효 쌀눈·쌀겨를 만들어 낼 수 있었다. 어머니 뱃속에서부터 시작해서 백미식에 길들여진 아이들에게 현미식의 가장 큰 단점은 맛이 없고 소화가 잘 안 된다는 점이다. 그러나 쌀눈·쌀겨 발효 효소는 발효 과정에서 이미 소화가 이루어진 수준의 상태가 되므로 다른 음식의 소화에도 도움을 준다.

사실 백미의 역사는 100년이 채 안 된다. 현대식 도정기가 도입되면서 시작된 백미가 우리 식탁을 완전히 점령한 것은 70년대 후반이 지나면서이다. 이전까지 우리 조상들이 먹은 밥은 당연히 현미식이었다. 그런데 백미가 주는 단맛과 잘 씹히고 술술 목 안으로 넘어가는 느낌 때문에 점차 백미식을 선호하게 되었다.

필자는 오랫동안 자연식 운동을 해왔다. 이 길에 들어선 이유는 내 몸이 아팠기 때문이었다. 내 몸을 치유하고자 시작한 자연식은 자연스레 내 생활이 되었고, 그것을 주위에 알리고자 자연식 운동가의 길을 걸었다. 우선 학생들이 대상이었다. 필자는 오랫동안 입시 학원으로 생계를 이어왔는데, 학생들의 건강 상태가 너무 나쁜 것 같아 아이들을 대상으로 자연식을 펼쳐왔다.

학생들의 몸이 좋아지는 것을 지켜본 나는 본격적으로 자연식을 전하는 밥집을 열었다. 하루에도 수십 개가 생겼다가 수십 개가 망하는 게 밥집이고, 게다가 나처럼 유기농 식자재만을 사용해 밥집을 하는 경우는 운영이 말도 못하게 어렵다. 하지만 나는 어느덧 20년이 넘게 밥집을 열고 있다. 좋은 음식을 여러 사람들과 함께 나누고 싶은 열망이 그 힘이 아닐까 싶다.

하지만 백미의 문제점을 발견하고 현미식을 강조하는 것은 한계가 있었다. 현미가 좋은 줄 알지만 멀리 퍼져나가기는 쉽지 않았다. 그래서 앞에서 말한 것처럼 백미로 먹는 현미식에 관심을 가졌고, 그 결실이 바로 이 책이다.

현미의 효능과 현미를 활용한 요리책은 상당히 많다. 필자는 그 책들을 보면서 이렇게 생각했다. 진정한 쌀은 백미가 아니고 현미인데 그 쌀의 역사를 우리가 너무 모르고 있다는 것이다. 그래서 쌀의 역사를 알려주고 싶었다. 하지만 거기서 그쳐서는 안 되겠다는 생각이 들었다. 백미로 먹는 현미식을 강조하는 삶을 정리하고 싶었다. 어떻게 여기까지 왔는지를 말이다.

이 책 2부에는 현미를 활용한 음식들을 소개했다. 가정에서 쉽게 할 수 있는 것들 위주로 했다. 현미식도 있고, 백미로 먹는 현미식도 있다. 하지만 이 책은 어디까지나 시작일 뿐이다. 더 다양한 백미로 먹는 현미식의 세계를 조만간 그 결과로 내놓을 것이다. 아무쪼록 이 책을 통해 우리가 왜 현미를 가까이 해야 하는

내 몸을 살리는 셀프힐링 자연현미

지, 그것이 현실적으로 어려우면 어떻게 현미의 영양분을 흡수할 수 있는지, 그것을 넓은 시각에서 이해했으면 한다.

'내가 먹는 게 나' 라는 말은 이제 낯선 말이 아니다. 모두가 섭생의 중요성을 알고 바른 음식을 먹는 데 관심을 기울이고 있다. 이 책이 바른 식생활을 하는 데 도움이 되었으면 한다.

2013년 11월

민형기

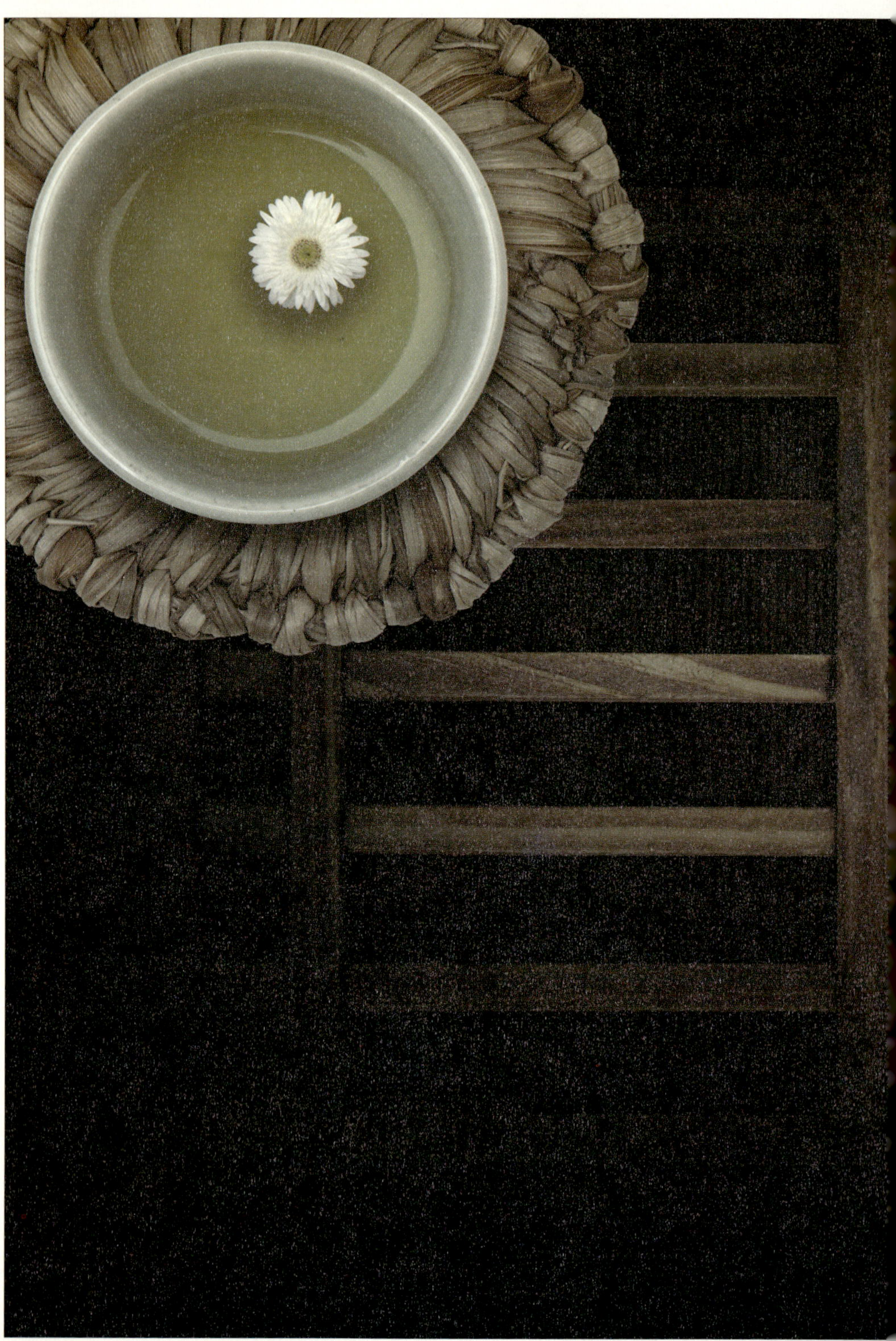

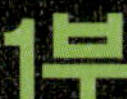

네가 살고 그를 통해 다른 이들도 살게 하라

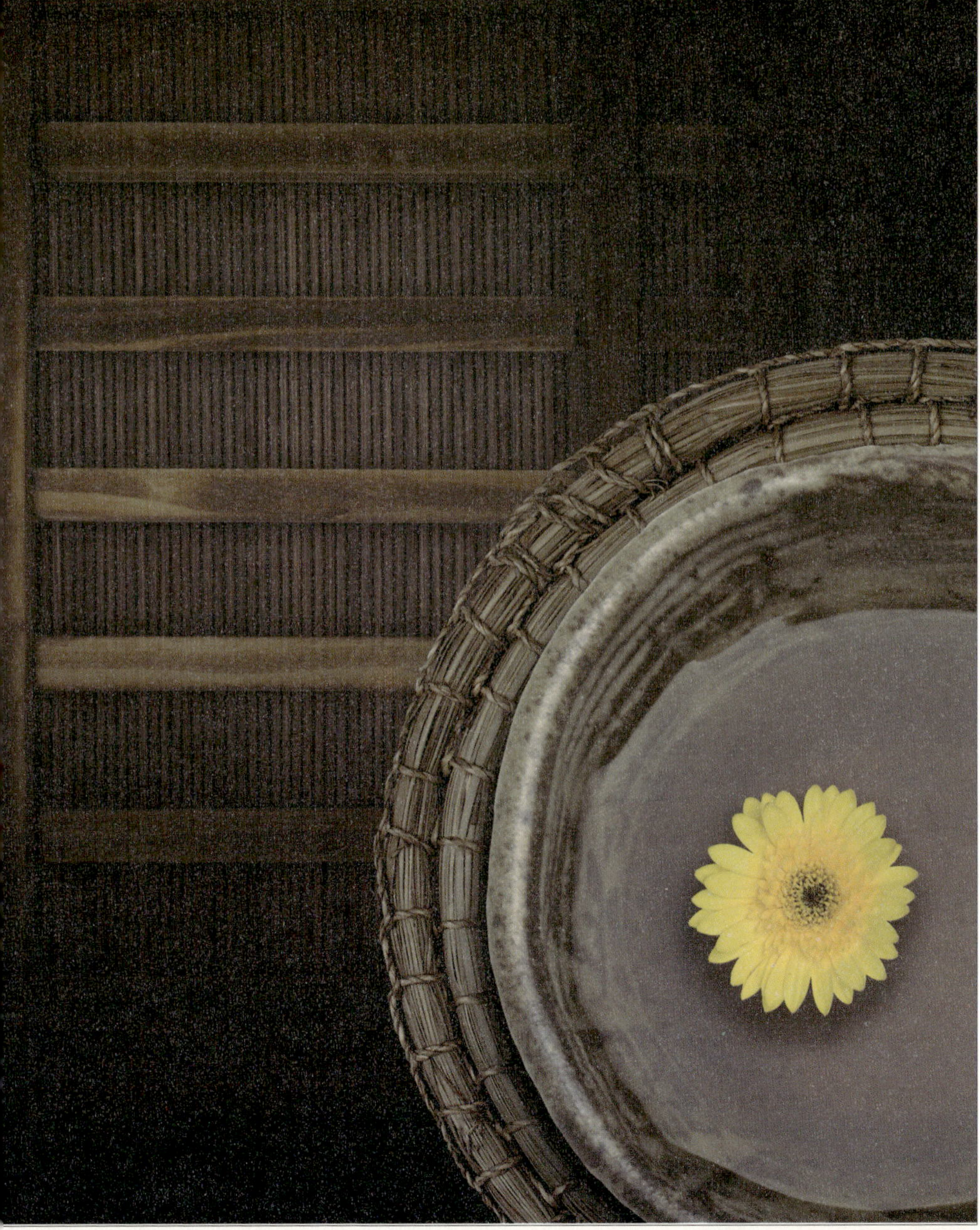

인간은 독립적으로 살 수 없는 존재다. 불완전하기 때문이다. 하루는 둘째 치고 한 치 앞도 내다보기 어렵다. 언제 어느 순간에 자연재해나 사고로 운명할지 모른다. 그래도 인간은 삶을 살아간다.

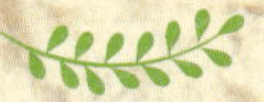

1장

망가진 몸이 운명을 바꾸다

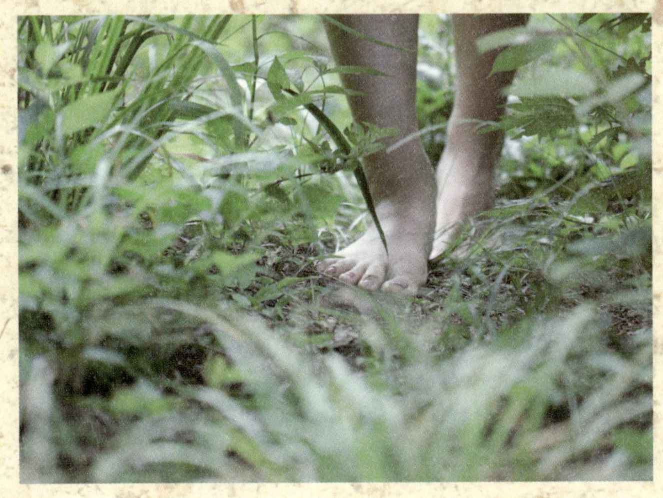

타고난 운명은 없다

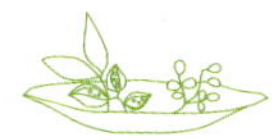

　　동양에서는 오랫동안 음양오행(陰陽五行)이 하나의 사상으로 자리 잡아왔다. 아무것도 없던 상태에서 음과 양이 생기고, 목(木), 화(火), 토(土), 금(金), 수(水), 즉 나무, 불, 흙, 쇠(바위), 물 등의 다섯 가지 요소가 우주 만물을 구성하고 있다는 것이 음양오행의 기본이다. 이 원리에 따라 우주와 인간 사회가 돌아가고 있는데, 이 오행에는 각기 상징하는 것들이 있다. 소별로 계절, 시간, 맛, 성격, 오장, 육부 등을 적용해놓았다.

　　음양오행은 우리 조상들의 일상에 깊이 뿌리박고 있었다. 이 원리에 따라 개개인의 길흉화복은 물론 나라의 운명까지 내다보았다. 또한, 인간의 주거시설과 건강관리에도 직간접적으로 지대한 영향을 끼쳤다. 이 음양오행에 대한 기본 지식이 없으면 과거의 삶을 이해하는 데 애로점이 있을 것이다. 하지만 지금은 일부에서만 적용되어 유지될 뿐 음양오행은 과학에 그 자리를 내주고 있다.

인간은 독립적으로 살 수 없는 존재다. 불완전하기 때문이다. 하루는 둘째 치고 한 치 앞도 내다보기 어렵다. 언제 어느 순간에 자연재해나 사고로 운명할지 모른다. 도무지 예측할 수 있는 게 하나도 없다. 그래도 인간은 삶을 살아간다. 무언가 계획을 세우고 일을 한다. 그것도 아주 먼 미래까지 내다보면서 말이다.

그 모든 계획은 현재 과학의 힘으로 이루어지고 있다. 과학적인 예측, 과학적인 수치, 과학적인 방법, 과학적인 설계 등으로 인간의 미래가 건설되고 있다. 그 성과는 눈부시다. 풍수적으로 도시를 건설할 수 없는 사막 한가운데에 세계 최고층 빌딩이 들어섰다. 하지만 우려의 목소리도 곳곳에서 터져 나온다. 끊임없이 자연을 훼손하고 이산화탄소를 내뿜는 석유자원에 의존하다간 얼마 못 가 지구가 생명을 잃어버릴지도 모른다는 것이다.

음양오행으로 인간의 삶을 내다보았건 과학으로 미래를 건설하건 이 모두는 다 인간이 만들어낸 것들이다. 여러 부작용이 나올 수밖에 없다. 다시 말하지만, 인간은 완벽하지도 완전하지도 않은 존재이기 때문이다. 그래도 인간의 삶은 아름답다. 완벽하고 완전하지 않지만, 인간의 도리라는 것을 지키기 위해 항상 노력하고 있으니까 말이다.

우리는 분명 알고 있다. 음양오행을 바탕으로 발달한 사주 명리학이 우리의 운명을 말해주지만, 그것은 참고사항일 뿐 우리의 삶은 우리 스스로 만들어간다는 것을 말이다. 과학 발달에 힘입은 의학의 발전이 우리의 수명을 연장해주지만, 살아 있는 내내 우리의 몸을 항상 행복하게 해주지 못하고 있기에 우리의 건강은 우리 스스로 잘 지켜야 한다는 것을 말이다.

이 세상에 타고난 운명은 애초부터 없다. 어렸을 적 똑똑하지 못하다고 해서 커서도 계속 머리가 나쁘다는 법도 없고, 건강 하나만큼은 자신 있다고 해서 평생 아프지 말라는 법도 없다. 삶의 조건이 과거보다 훨씬 좋아졌다고 하더라도 여전히 가늠하기 어려운 게 우리의 미래인 만큼 우리는 매일 매일 한순간을 소중히 여기며 살아가야 한다. 그게 우리 삶의 정답이다. 내가 현재까지 살면서 얻은 삶의 진리이자 진실이다.

지금 나는 자연식 뷔페 주인장

필자는 서울 잠실과 목동에서 청미래 유기농 뷔페를 운영하고 있다. 한 마디로 자연식단으로 차린 유기농 밥집이다. 사람들은 이곳을 단순한 밥집이 아닌 '몸이 깨끗해지는 곳', '사람을 살리는 곳', '생명 밥상 운동의 전진 기지' 등의 수식어를 붙이며 찾곤 한다. 겉모양은 분명 유기농 밥집인데도 사람들이 그렇게 불러주니 나는 고마울 따름이다. 또한, 자랑스럽기도 하다. 내가 오랫동안 펼쳐온 자연식 운동의 기운이 우리 밥집에서 자연스레 묻어나는 것 같기 때문이다.

자연식은 의외로 간단하다. 우리 땅에서 제철에 생산되는 친환경, 유기농, 자연산 식자재로 조리하고, 우리의 전통 밥상을 바탕으로 하며, 동물성 식자재 20%이하와 곡채식 식자재 80%이상의 비율로 구성한 식단이다. 그리고 흰 쌀밥 대신 현미 위주의 식사를 하고, 현미 식사가 어려운 사람들 특히 어린이들에게는 백미밥을 그대로 먹인다. 그러고는 청미래가 개발한 쌀눈·쌀겨효소로 만든 쿠키 등을 후식으로 먹게 한다. 내가 개발한 쌀눈·쌀겨효소가 들어간 식사를 하는 것이다.

이런 기준으로 식단을 마련하고 우리 밥집을 찾는 분들과 끊임없이 자연식에 대해 이야기를 나눈다. 그리고 누군가 부르면 한달음에 달려가 자연식에 대해 강의하고, 그런 와중에도 음식 칼럼 집필과 새로운 자연식 메뉴 개발을 게을리하지 않고 있다. 비록 젊었을 적 한 번도 상상하지 않았던 모습이지만, 새롭게 펼쳐지고 있는 인생을 더욱 의미 있게 하려고 매 순간 충실하게 살고 있다. 이 삶이 무엇과도 바꿀 수 없는 기쁨을 현재의 내게 주고 있기 때문이다.

밥집에 들어서면 벽에 두 개의 경구가 적혀 있다.

'친환경 유기농이 사람과 자연을 살린다'

'밥상이 약상이다'

여기서 자세히 언급하지 않는다고 하더라도 이런 말은 숱하게 들었을 것이다. 친환경 유기농만이 오염된 땅을 살리고, 올바른 먹을거리를 섭취해야 건강한 몸이 될 수 있다는 것을 말이다. 이제는 기본 상식이 되어버린 이런 말이 세상에 널리 알려지기 시작한 것은 실제로 그리 오래되지 않았다. 30여 년 전 자연식에 관심을 가지기 시작한 무렵에는 아주 생소하고도 생뚱맞은 말들이었다. 당연히 그전에는 내가 먹는 음식과 내 몸의 밀접하고도 끈끈한 관계를 제대로 인식하지 못하고 살았다.

'내가 먹는 게 나를 만든다'는 기본 상식이 내 관심을 끈 것도 알고 보면 전적으로 내 삶에서 기인한 것이다. 필자는 오랫동안 관행농법으로 재배해 시장에 나온 농산물과 각종 항생제로 키워낸 수산물, 그리고 자연의 섭리를 무너뜨리는 먹이로 사육하는 소, 닭, 돼지·등의 가축동물을 먹으며 살았다. 거기에다가 술도 꽤 좋아했기에 내 몸은 자연스레 망가졌고, 몸에 이상 신호가 왔을 때 나는 화들짝 놀랐다. '내게도 불운이 오는군!'이라는 생각을 떨칠 수가 없었던 것이다.

아마 내 몸에 위기의 순간이 오지 않았다면 어찌 됐을까 생각해 본다. 지금과 다른 삶을 살고 있을까? 여전히 별다른 고민 없이 세상에 나오는 이런저런 먹을거리를 열심히 먹으며 하루하루를 보내고 있지 않을까? 절체절명의 순간이 왔다고 하더라도 생각을 바꾸지 않고 세상의 보편적인 기준에 맞춰 몸을 치료하고 일상으로 돌아갔다면 현재 나는 무엇을 하고 있을까? 팔자에도 없던 밥집이 아니라 다른 일을 도모하고 있지 않았을까?

지나간 일들을 돌이켜본다는 것은 그 생각만으로 의미가 있을 뿐이다. 아무리 되뇌고 되뇌어도 과거는 달라지지 않기 때문이다. 하지만 미래로 가는 길에 그 과거는 다시 직조되고 변형될 수 있다. 그게 개인에게 국한되면 인생사가 되고 많은 사람들에게 적용되면 역사가 된다. 과거를 단순한 추억이 아니라 건강한 미래로 가는 디딤돌로 여긴다면 지나간 흔적을 회상하는 것도 유의미한 일이 될 것이다.

이러한 과거로의 여행이 현재의 내 삶에 더 큰 가치를 부여하고 더 나은 행로를 찾게 해준다면 그것은 오지 않은 미래를 몽상하는 것과는 비교되지 않을 것이다. 그 과거에는 분명 『이상한 나라의 앨리스』처럼 환상과 모험이 없을 것이다. 하지만, 현재의 나를 있게 한 내 삶이 있기 때문이다.

때로는 슬프고 때로는 격정적인 내 과거를 돌아보는 것은 분명 현재의 내게 힘을 줄 것이기 때문이다. 그래서 더 많은 사람들과 자연식 상담을 하고, 더 많은 사람들이 자연식을 실천하고, 그렇게 하나하나 건강한 사람이 모여 우리가 모두 자연식을 하는 세상이 오면, 그보다 더 큰 기쁨은 없을 것이다.

불운한 운명이 드리운 지난날

나는 청정 지역 그 자체라고 할 수 있는 강원도 고성군 현내면 대진리 바닷가에서 태어났다. 대한민국 최북단인 그곳은 필자가 태어날 당시에는 북한 땅이었다. 1948년생인데, 그 무렵 대진은 38선 위에 있었기 때문이다. 한국전쟁이 끝나면서 군사분계선의 위치가 바뀌었고, 그렇게 대진은 남한 땅이 되었다. 그러니까 조선민주주의인민공화국에서 태어나 대한민국에서 자라는 이중 국적자가 된 셈이었다. 아무리 생각해도 삶의 출발부터가 기구했다. 그렇다고 원망할 수도 없었다. 출생은 내 의지와 무관한 것이기 때문이었다.

어릴 적 내 삶은 무척 가난했고 신산했던 것으로 기억된다. 아버지는 일제강점기로부터 나라가 해방되자마자 동네에서 작은 직책을 맡아 활동했다. 그것이 그리 잘못된 일은 아니었을 것이다. 일본의 식민지가 되기 직전 대한제국은 한반도를 영토로 하는 하나의 나라였고, 해방은 곧 식민지 이전의 상태로 돌아감을 뜻하는 것이었으리라. 따라서 새로운 국가에 적응하는 것은 당연한 순서였다.

하지만 한국전쟁이 끝나자마자 내 고향 대진은 조선민주주의인민공화국과는 완전 다른 체제를 가진 대한민국의 영토가 되었다. 이는 아버지가 뭔가 중대한 결단을 해야 할 순간이 다가왔다는 것을 의미했다. 아버지는 결국 바뀐 세상에서 살아남기 어렵다고 판단해 고향을 등지고 아무연고도 없는 북한 땅으로 갔다. 그리고 분단은 갈수록 확고해졌다. 당연히 집안은 풍비박산이 났고, 내가 1남 5녀 가운데 유일한 남자라고 하지만 그리 행복한 환경이 내게 오지는 않았다.

가난만이 가득했던 어린 시절을 보내면서도 나는 공부만이 나와 가족을 살리는 길이라며 공부에 매달렸고, 결국 서울대 농과대학에 들어갈 수가 있었다. 그런데 내가 처음부터 서울대를 지원한 것은 아니었다. 나는 내 가족사를 모른 채 육군사관학교에 가려고 했다. 일단 육사는 학비가 없어도 되었기 때문이었다. 하지만 연좌제라는 족쇄에 잡혀 육사를 포기해야 했다.

내가 연좌제 피해자가 된 것은 얼굴도 잘 기억나지 않는 아버지 때문만은 아니었다. 함께 살고 있던 매형이 간첩죄로 오랫동안 복역을 했기 때문이었다. 특수부대 출신인 매형은 중사로 전역하고 나서 둘째 누이와 결혼한 뒤 명태잡이로 생계를 꾸려 나갔다. 1960년대만 하더라도 우리 어선은 이따금 38선을 넘어 원산까지 명태 조업에 나섰다. 당시만 해도 북한의 국가 경제사정이 우리보다 좋았던지 북한군은 3~4개월에 한 번씩 남한의 어선을 단속해 끌어간 어선과 어부들을 1~2개월 만에 돌려보내곤 했다.

어느 날 매형이 탄 어선도 납북되었다. 매형은 북한에서 3개월 동안 머물다가 풀려났다. 황해도에서 월남한 매형은 북한 당국의 배려로 고향가족을 만나고 왔다고 했다. 그런데 그때 이후로 매형의 행동이 이상해졌다. 술만 마시면 남한을 비난하고, 북한을 찬양했다. 그걸 본 이웃 주민들이 가만있을 리가 없었다. 당시 돈으로 간첩을 신고만 해도 포상금이 5백만 원이었기 때문이었다. 그렇게 경찰서에 끌려간 매형은 간첩이냐고 묻는 경찰들의 질문에 '그렇다'고 대답했다. 왜 그랬는지 모르겠다. 매형은 실제로 간첩 행위를 하지 않았기 때문이었다.

매형은 간첩죄로 16년을 복역했고, 복역 중인 간첩을 둔 조카의 장래는 암담할 수밖에 없었다. 하지만 나는 쉽게 낙담하지 않았다. 그래도 대한민국 최고의 대학에 입학한 것을 긍지로 삼아 어려운 형편이지만 열심히 공부했다. 그런데 역시 전액 무료인 육사가 아닌 대학이기에 돈은 늘 부족했다.

결국 나는 휴학을 하고 선배의 장인이 운영하는 비봉중고등학교에서 임시교사를 했다. 하지만 그곳에서도 오래 머물지 못했다. 학교에서 벌어지는 작은 알력 다툼을 보기가 싫었기 때문이었다. 1년 동안 일하던 학교를 떠나 다시 대학으로 돌아가 졸업을 했다.

하지만 역시 갈 곳이 마땅치 않았다. 그래서 지인들이 있는 춘천으로 흘러가서 학원 강사로 사회생활을 시작했다. 춘천의 입시 학원에서 수학 강사로 이름을 날리며 그럭저럭 생계를 꾸려 나가고 있는데, 원주에 있는 지인으로부터 연락이 왔다. 그곳에 있는 한 학원의 원장 자리가 비어 있으니 와서 맡아달라는 것이었다.

그렇게 나는 춘천에서 원주로 자리를 옮긴 다음 학원 일에 열중했다.

하지만 역시 그곳 생활도 오래가지 못했다. 내가 운영하던 학원 강사들 대부분은 이른바 운동권 출신들이었다. 그 당시 운동권의 대부인 지학순 주교가 원주에 머물고 있었고, 많은 운동권 출신 학생들이 그를 찾아 원주로 왔고, 당장 생계를 위해 그들은 학원 강사를 해야 했다. 나는 그들과 길손여인숙에서 함께 동고동락했다.

그런데 그게 문제가 되었다. 원주의 기관원들이 학원과 길손여인숙에 들락날락 거리기 시작했다. 그러면서 그들은 내게 원주를 떠날 것을 종용했다. 북한에 있는 아버지와 감옥에 있는 매형을 들먹이면서 말이다. 결국 나는 그 상황을 이겨내지 못하고 조용히 원주를 떠났다.

내 운명은 내가 만든다

이렇듯 운명에 정면으로 맞서지 않고 그때마다 운명에 순응하며 살아왔다. 그게 나를 보호하고 현대사의 비극에 갇혀 고통의 세월을 보낸 내 가족을 지키는 일이라고 생각해왔다. 그런 내가 정말로 단 한 번도 머릿속에 담아두지 않았던 밥집을 지금 어떻게 하고 있을까? 그 답을 나는 알고 있다. 어느 순간 나는 내 삶을 규정지었던 현대사에 벗어나 진정 내가 하고 싶은 일을 찾았기 때문이었다.

나는 지금도 우리 밥집을 찾는 사람들에게 망설이지 않고 이야기한다.

"친환경 유기농이 사람과 자연을 살린다", "밥상이 약상이다"를 시작
으로 해서 내가 차린 식단의 효능과 효과 등을 열심히 설명한다. 밤이 되
면 목이 잠겨 조금은 고단하기도 하지만 다음 날 또 열심히 우리 밥집을
찾는 사람들과 이야기를 나눈다. 내가 차린 밥상은 몸을 살리고 마음을
살리는 자연식 생명 밥상이기 때문이다.

세월도 흘렀고, 민주주의도 발전하고 있고, 이제 나를 감시하는 사람
들은 당연히 없다. 나 또한 누구의 눈치도 볼 필요가 없다. 내가 원하는
대로 삶을 개척해나가면 된다. 오히려 더 기쁜 일들이 현재 내게 벌어지고
있다. 사람들이 끊임없이 나를 찾아온다는 것이다. 그리고 이렇게 말하곤
한다.

"원장님의 이야기가 내 운명을 바꾸어주었습니다. 앞으로는 제대로 된
음식을 먹고 새로운 삶을 살겠습니다."

이런 말을 들을 때면 뿌듯해진다. 잘못된 식습관으로 망가진 내 몸
을 올바른 식습관으로 고친 내가 자랑스럽고, 그러한 지혜를 이웃과 함
께 나누고, 그것이 누군가의 삶에 희망이 되었다는 게 그저 흐뭇할 따름
이다. 아마 내 몸에 이상 신호가 오지 않았다면 현재 상황이 오지 않았을
지도 모른다. 하지만 나는 그것을 계기로 자연식과 함께하는 삶을 선택
했다. 내 운명을 스스로 바꾸어보았다는 것이다. 그리고 그것이 모두에게
희망이 되고 있다는 것이 무엇보다 기쁠 따름이다.

기구한 삶을 사는 사람을 보고 사람들은 팔자가 드세다고 한다. 이럴

때면 아직도 우리는 음양오행에서 벗어나지 않는 삶을 살고 있다는 것을 느낄 수 있다. 우주로 인공위성을 쏘아 올리는 시대에 말이다. 내 팔자도 드세다면 드세다고 할 수 있다. 하지만 이제 나는 내가 하고 싶은 일을 하면서 팔자나 운명에 수동적이지 않다. 삶의 굴곡에도 크게 신경 쓰지 않는다. 그것보다는 자연이 그대로 전하는 먹을거리에 더 큰 관심을 갖고 그것과 함께하는 삶이 기쁘다.

과학의 발달은 풍부한 가공식품의 세계를 열었지만, 아직도 먹을거리만큼은 가공을 멀리하고 자연에서 얻어야 한다고 생각한다. 이게 바로 자연식의 세계다. 그 세계가 어떻게 내게 다가왔는지, 그 이야기를 지금부터 시작한다.

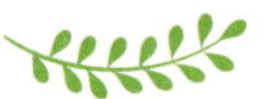

운명처럼 다가온 자연식의 세계

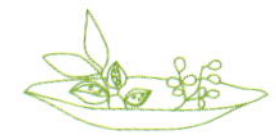

'네가 살고 그를 통해 다른 이들도 살게 하라'

나는 이 경구를 가장 소중히 여기고 있다. 아마 이 말은 위대한 인물들이 인류에 남긴 말들 가운데 표현만 다를 뿐 한 번쯤은 언급한 말이 아닐까 생각해본다. 에둘러 말할 필요 없이 한 마디로 심신이 건강해야 뭐든지 할 수 있고, 그래야 나도 살고 남도 산다는 것이다.

실제로 내 몸이 아파 골골해 있으면 의식주(衣食住)를 비롯한 생산적인 활동을 할 수가 없어 공동체 발전에 이바지하지 못한다. 거기에다가 정상적인 신체 기능을 잃어 누군가의 도움으로 연명해야 할 지경까지 간다면 여러 가지 난감한 일이 벌어진다.

물론 사람은 홀로 존재하면서도 서로 돕고 살아야 하는 의존적인 존재이기에 아픈 것을 크게 탓할 수는 없지만, 그래도 내 몸이 건강해야 나도 살고 남에게도 도움을 줄 수 있고, 그런 인생이 더 즐겁고 기쁘지 않은가?

그런데 많은 사람들은 건강한 삶의 기준을 잘 알지 못한다. 몸에 좋다는 것을 잘 먹고, 바쁜 시간 쪼개서 정도껏 운동하고, 잘 배설하고, 마음의 휴식과 에너지를 얻기 위해 종교 기관 등을 찾고, 그런 삶이 가능하도록 돈을 벌면 건강한 삶이라고 생각한다.

일견 타당해 보이지만 조금만 생각해도 이 말에는 문제가 있다. 바로 먹는 기준이 잘못되어 있다는 것이다. 그냥 잘 먹는 게 중요한 게 아니라 오염되지 않은 청정 재료로 만든 음식을 잘 먹어야만 건강해질 수 있는데, 사람들은 그에 대한 공부가 많이 되어 있지 않아 이런 문제가 발생하는 것이다.

사람이 살아가는 기간, 즉, 수명은 분명 저마다 다르다. 물론 건강 상태도 다르다. 그래도 사는 동안 청정한 몸으로 청정한 생각을 하며 인류 발전에 도움이 되는 일을 한다면 그보다 더 값어치 있는 인생은 없을 것이다. 그 모든 것의 출발이 바로 내가 먹는 음식에서 시작된다는 것이다. 이런 말을 숨 쉬듯 자연스레 이야기하기까지 많은 일을 겪었다.

설상가상은 이럴 때 쓰는 말

외롭고 힘들고 지치면 다시 찾는 곳이 고향이라고 했던가! 원주를 떠난 나는 나도 모르게 어느새 고향 가까이 와 있었다. 덕장에 황태가 주렁주렁 매달려 있는 진부령이었다. 그 고개만 넘으면 고향 땅이 금방이었다. 하지만 아무리 생각해보아도 고향은 내가 새롭게 삶의 터전을 닦을 곳이 아니었다. 가난한 누이들이 사는 고향일 뿐이었다. 어렵게 대학을 나온 내가 금의환향하기를 바라는 누이들이 바닷속 깊이 물질을 하며 힘겹게 생계를 꾸려 나가는 곳일 뿐이었다.

매운바람 부는 덕장을 서성이며 며칠을 고민하던 나는 밤늦게 고향에 몰래 들어가 말을 못하는 벙어리 누이를 만났다. 내게는 부모님 같은 그 누이에게 나는 내 가방에 있던 돈을 모두 건네주었다. 학원을 넘긴 돈이었다. 그러고는 다시 진부령으로 돌아와 그곳 덕장에서 사계절을 보냈다.

복잡한 생각을 버리기 위해 무심히 황태를 널고 뒤집고 거둬들이고 하는 반복적인 생활을 하던 어느 날 서울에서 연락이 왔다. 지인이 학원을 차렸는데, 나보고 학원에 와서 수학 강사를 하라는 것이었다. 나는 큰 고민 없이 가방을 꾸렸다. 지방보다는 서울이라는 공간에 있어야 뭔가 큰 꿈을 꿀 수 있을 것 같았기 때문이다.

서울에 올라온 나는 별 탈 없이 학원 강사를 잘하고 있었다. 일상이 주는 기쁨에 잠겨 하루하루를 살던 것도 잠시 새롭게 지배 권력이 된 신군부는 과외 금지 조처를 내렸고, 나는 또다시 시련을 겪어야 했다. 그러고는 역시 또 내 의지와 무관하게 인생의 궤도를 수정해야 했다. 그렇게 내 인생은 잘못된 역사를 사는 자들에 의해 끊임없이 굴절되었다.

세상에 한두 번도 아니고, 뭘 할 때마다 역사와 맞물려 확 바뀌어야 하는 내 삶에 깊은 회의를 하고 좌절에 빠지기도 했지만, 나는 주저앉을 수가 없었다. 새로 일군 가정을 어찌 저버릴 수 있다는 말인가? 정말로 누군가 옆에서 나를 툭 치면 곧바로 쓰러져 다시는 일어나지 못할 것 같은 상황이 되었지만, 나는 다시 일어서기 위해 마음을 굳게 다지려고 애썼다. 살아온 날보다 앞으로 살아갈 날이 더 많았고, 그런 날을 열심히 살아내는 것이 지나간 내 삶을 부끄럽게 하지 않을 것 같았기 때문이었다.

하지만 당장 새로운 일이 내게 주어지지는 않았다. 그렇게 백수의 날들을 보내던 어느 날 나는 새로운 사업 아이템을 보고는 그 일에 매달리기 시작했다. 지렁이 배설물 사업이었다. 우리나라 사람만은 아니지만, 자고로 보양식에 환장하지 않는 족속이 어디 있던가? 먹는 게 지역별로 달라서 그렇지, 저들마다 비장의 보양식 하나쯤은 갖고 있지 않은가? 어쨌든 그 무렵 우리나라에 불어 닥친 보양식은 토룡탕, 즉 지렁이탕이었다.

내가 보양식 사업을 했던 것은 아니고, 나는 지렁이 농장에서 버리고 있던 지렁이 배설물을 모아 화훼 농가에 보급하는 사업을 했다. 지렁이 배설물은 영양분이 많아 말 그대로 유기농 비료였기 때문이었다.

나는 본격적인 사업을 위해 '미미그린'이라는 상호까지 만들었고, 그 상호를 내세워 남대문 꽃상가인 대도 상가에 모여 있는 1,000여 개의 꽃가게에 납품하기 시작했다. 처음에는 사업이 그런대로 잘 되었다. 내가 직접 농장에 가서 지렁이 배설물을 수거해 꽃가게에 유통했기 때문이었다. 그러다 보니 중간 이윤이 책정되지 않아 가격이 저렴했고, '미미그린'의 지렁이 배설물은 날개 돋친 듯 팔렸다.

하지만 세상은 녹록치 않았다. 내 사업을 마뜩치 않게 여기는 사람들이 태클을 걸어왔다. 나를 상대로 하지 않고 내 소비자를 자기들 쪽으로 끌어들이는 것이었다. 의외로 그곳의 독점적 유통구조는 견고했다. 쉽지 않은 싸움임을 알게 된 나는 새로운 생각을 해야 했다.

나는 그러한 부당함을 이겨내 보고자 뜻을 같이 한 몇 사람과 경동시장에 직거래 상가를 만들었다. 생산 농가와 꽃가게를 연결하고, 꽃 재배에 필요한 비료 등 모든 것을 중간 유통 없이 거래할 수 있는 곳이었다. 하지만 내 실험은 오래가지 못했다. 그동안 독점적 이익을 가지고 있던 소수의 상인들이 가만두지 않았기 때문이었다. 나보다 더 좋은 조건을 내세우며 꽃가게 상인들을 매수했고, 결국 두 손 두 발 다 들고 말았다. 한마디로 가진 것 모두를 다 잃고 말았다.

더 이상의 시련은 없다

잃은 것은 재산뿐이 아니었다. 그동안 사업상 이런저런 사람을 만나면서 과음을 했고, 술안주 하기 딱 좋은 육류로 자주 폭식을 했기에 체격은 비대해질 정도로 비대해졌고, 속은 엉망진창이 되어 있었다. 한 마디로 죽기 직전의 몸 상태였던 것이다.

지금도 그 무렵을 떠올리면 단 한 마디로 줄여서 말할 수 있다. "죽고 싶다!" 하지만 그럴 수 없었다. 가까이에는 처자식이 있고, 멀리 동해에는 물질하며 그 누구보다 강인하게 사는 누이들이 있었기 때문이다. 내 생명과 내 삶은 나 개인만의 삶이 아니었다. 내가 눈을 감으면 그 넓은 무한의 우주가 다 부질없는 것이라고 하지만, 그때는 그런 생각을 할 수 없었다. 어찌 되었든 살아야 했다.

나는 밤낮으로 고민해야 했고, 이때 '네가 살고 그를 통해 다른 이들도 살게 하라'는 뜻과 일맥상통한 것들이 내 머릿속에 가득해졌다. 그 출발은 바로 망가질 대로 망가진 내 몸을 추스르는 것이었다. 몸과 마음은 나누어져 있지 않은 것, 끝간 데 없이 떨어지는 마음에 삶의 의지를 불어넣기 위해서는 몸부터 회복시켜야 한다고 생각했다.

하지만 그때만 해도 나는 자연식과 자연 의학을 알지 못했다. 대부분의 사람들과 마찬가지로 사회 통념을 충실히 따랐기에, 내가 먹는 것에 어떤 문제가 있는지 손톱만큼도 의심하지 않았고, 아프면 약을 먹거나 병원에 가서 치료를 받았다. 그런 삶에 의구심을 갖는 것 자체가 있을 수 없는 일이었다. 모두가 그렇게 했고, 또 내가 보기에도 보릿고개가 있던 시절보다 삶의 질이 훨씬 나아지고 있다고 생각했기 때문이었다. 그 기본 토대는 과학 기술의 발전이었고, 따라서 비과학적으로 보이는 것에는 관심을 두지 않았다.

따라서 그 무렵 내 몸을 고치기 위해 내가 찾아간 곳은 당연히 병원이었다. 나는 한 대학병원에서 정밀 진단을 받았고, 충격적인 소식을 들었다. 간과 갑상샘 등에 암세포가 우글거리고 있다는 것이었다. 정말로 그 순간은 하늘이 노래졌다.

무거운 발걸음으로 병원 문을 나선 나는 고민을 했다. 하지만 방황도 잠시, 나는 단식원을 찾아 들어갔다. 신문에 난 단식원 광고에 운명처럼 이끌려갔다. 그때의 그 암울한 순간만을 생각하면 무의식의 한구석이 나를 자연식의 세계로 이끌었다고 밖에 달리 표현할 말이 떠오르지 않는다.

그런 나를 두 사람이 배웅해주었다. 그중 한 사람인 중학교 동창은 나를 보고 "별 미친놈 다 보겠네. 아니 먹자고 사는 건데, 살기 위해 굶는다고?"라며 혀를 끌끌 찼다. 그런데 이 동창은 안타깝게도 10년 전 심근경색으로 사망했다. 그리고 또 한 사람인 선배는 단식에 관심을 보였는데, 이 선배는 이후에도 나와 함께 꾸준히 자연요법을 실천하고 있고, 지금도 건강하게 살고 있다.

그 무렵 단식원에 들어간 나는 15일 동안 단식을 했고, 단식하는 과정에서 그곳에 있던 단식과 식이요법 관련 책을 모두 섭렵했다. 그 날 이후 나는 그전과는 확연히 구분되는 삶을 살기 시작했다. 거창하게 말하면 전기와 중기 그리고 후기처럼 내 인생을 시기별로 나눌 수 있었다. 한 마디로 새로운 세상에 눈을 뜬 것이었고, 그 이후로 나는 왕의 백성이 아니라 나 스스로 나의 주인이 되어 진정 내 삶을 열어젖히기 시작했다.

단식과 자연식을 통해 건강을 되찾고 새롭게 학원 일도 시작한 나는 만나는 사람마다 거침없이 자연식을 강조했고, 식자재의 중요성에 대해 열변을 토했고, 자연 의학의 효능과 그 우수성을 설파했다. 강한 신념이 있었기에 어느 상황, 어느 순간에도 주저하지 않고 자연스럽고 당당하게 말이다. 그 과정을 사는 동안 내 몸은 두말할 필요도 없고 내 마음 또한 맑고 깨끗해졌기 때문이다.

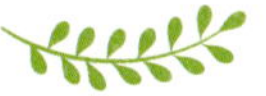

먹을거리는 소유물이 아니다

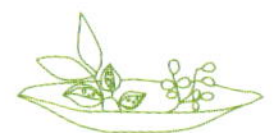

농업을 중심으로 살던 시대보다 공업과 금융을 중심으로 사는 현대사회가 사람 살기에 더 좋은 환경일까? 계절을 무시하고 언제든지 먹을 수 있는 풍부한 먹을거리, 고된 육체노동에서 점점 벗어나게 해주는 각종 첨단 기계들, 생명을 연장해주는 놀라운 의학 기술 등 외형상으로 보면 분명 그렇다.

하지만 인간은 그전 사회보다 피로감도 높고 원인 미상의 스트레스에 시달리며 이 때문에 듣도 보도 못한 온갖 질병에 신음하고 있다. 몸이 편한 것 같지만, 하루라도 몸이 행복한 적은 없고, 정신을 충족시켜 줄 것 같은 문화상품들이 넘쳐나 마음이 행복할 것 같지만, 하루라도 편안하다고 느낀 적은 없을 것이다.

여러 이유가 있겠지만, 하나를 꼽으라면 인간은 만족할 줄 모르는 동물이기 때문이다. 특히 물질에 대한 소유는 다 가질 수 없으면서도 그 욕심을 절대 줄이지 않고 늘 확대하기만 한다.

따라서 가난한 사람도 부유한 사람도 무욕(無慾)이라는 삶의 중요 원칙을 간과하면 결코 행복해질 수 없다. 행복의 기준은 외부에 있는 물질을 많이 소유하는 것이 아니라 내부에 있는 마음을 살찌우는 것이 더 중요하기 때문이다.

지구에 보금자리를 틀고 있는 생물 가운데 지구의 구성 물질을 변형시키며 자기 종(種)에 이롭게 만드는 존재는 인간밖에 없다. 이 인간이 독단적으로 자기중심의 지구를 만들다 보니 지구라는 행성이 점점 더 병들어가고 있는 것만은 분명하다.

그러면서도 인간은 계속해서 경제 성장만을 소리 높여 외치고 있다. 하루라도 경제가 성장하지 않으면 모든 것이 정지되고 인간의 삶이 일거에 무너질 것으로 생각하고 있다는 것이다.

그런데 곰곰이 생각해보자. 경제성장, 또는 경제발전이라는 게 무엇인가? 지구의 고유 물질을 끊임없이 변화시켜 새로운 물건을 만들어내고 그것을 소비해 쓸모없는 물건 즉 쓰레기로 만들어버리는 것 아닌가. 그러면서도 우리는 아직도 쓰나미 같은 자연재해 하나 제대로 예측하지 못하고 그에 대한 확실한 해결책은 없다.

도무지 바람직하지 않은 발전이지만, 사람들은 그래도 그렇게 하지 않으면 역사가 단절되어 지구가 멸망할 것 같은 두려움에 떨고 있다. 그래서 끊임없이 뭔가를 만들어내고 소비하고 있다. 무분별한 소비의 끝이 두려워 녹색성장이라는 개념을 만들어 적절히 그것을 이용하며 산업을 지속해서 발전시키고 있다. 외부에서 오는 행복이 결코 행복의 기준이 아니라는 것을 강조하면서도 말이다.

내가 먹는 게 나다

외부의 물질에 대한 일차적 욕구는 바로 먹을거리에서 출발한다. 먹지 않으면 생명을 이어갈 수 없기 때문이다. 그런데 과거와 달리 이 먹을거리도 소유하려는 외부의 물질로 인식되기 시작했고, 그 결과 음식에 탐닉하는 현상이 벌어지고 있다.

기본 생명을 유지하는 것이 아니라 남들이 먹는 것보다 더 좋은 것, 더 비싼 것을 먹어야만 더 멋지게 사는 것으로 착각하고 있다는 것이다. 그로 인해 얻는 것은 인생을 불행으로 이끄는 더 큰 욕심과 질병뿐인데도 사람들은 멈추지 않고 식탐에 빠져들고 있다.

그렇게 헐떡거리며 먹어대다가 어느 날 탈이 나면 병원을 찾아 전광석화처럼 진료를 받고는 약국에 들러 한 움큼 약을 받아간다. 그렇지 않고 입원할 정도로 몸 상태가 심각할 경우에는 매일 팔뚝에 링거를 꽂고 질병에 따른 차등을 크게 두지 않은 식단을 받으며 자기 몸 안에 온갖 항생제를 투여한다.

하루가 지나고 일주일이 지나고 한 달이 지나 몸이 좋아지면 일상으로 돌아와 여느 때처럼 음식에 크게 신경 쓰지 않고 입맛만 좇아 허겁지겁 식탐에 열을 올린다. 왜 이런 일이 반복될까? 음식에 관한 올바른 교육을 받은 바가 없기 때문이다. 방송이나 언론에서 바른 먹을거리에 대한 이야기를 끊임없이 해도 일상 생활이 그렇게 꾸려지지 않으니 그것을 자기 것으로 만들기가 좀처럼 쉽지 않은 것이다.

이처럼 잘못된 식생활의 끝은 무엇인가? 바로 고통의 삶이 시작되는 암에 덜컥 걸리고 마는 것이다. 그러면 그제야 정신을 바짝 차리고 만병통치 식의 음식을 찾아 사방팔방을 헤맨다.

이러한 현재의 우리 모습이 과연 좋은 것일까, 나쁜 것일까? 각자의 의견이 다 다를 것이다. 현재의 발전 속도로는 지구가 병들지 않고, 지구는 자정 능력이 있기에 영원히 생물이 살게끔 존재할 것이라는 의견도 있을 것이고, 아마 몇백 년 안에 자원 고갈과 온난화 등으로 지구는 생물이 살 수 없는 우주의 별 볼 일 없는 별로 전락하거나 흔적조차 없이 사라질 것이라는 견해도 있을 것이다.

현재의 먹을거리와 의학 또한, 인간의 수명을 연장해주기에 아무런 문제가 없다고 하는 사람들도 있을 것이고, 지금 모습대로 식생활을 계속

한다면 인간의 몸과 마음은 더 악화하고 황폐해질 것이기에 반드시 개선해야 한다고 주장하는 사람들도 있을 것이다.

우리는 불완전한 인간인 이상 아무리 과학이 발달한 시대라 해도 먼 미래를 정확히 내다볼 수는 없다. 우리가 아는 것보다 아직도 모르는 것이 더 많기 때문이다.

하지만 이것만은 분명히 예견할 수 있다. 먹을거리에 대해 바른 생각을 하고, 그 생산과 소비 행위를 우리의 전통 방식대로 한다면 더할 나위 없이 좋은 세상이 되지 않을까 하는 것이다. 먹는 것은 그 자체로 내 생명을 유지하기 위한 기본 수단이고, 그래서 먹을거리는 외부에 존재하는 소유의 대상이 아니라 그 자체가 바로 '나' 라는 생각이다.

하지만 많은 사람들은 다른 생각을 가지고 있다. 지금의 농수산물 생산 방식을 바꾸면 과거보다 훨씬 늘어난 그 많은 사람들이 어떻게 먹고 사느냐는 것이다. 먹을거리가 늘 부족한 절대 빈곤의 시대로 돌아간다는 것이다.

과연 그럴까? 절대 그렇지 않다. 아직 관행농법보다는 생산량이 적기는 하지만 유기농 재배 기술도 나날이 발전하고 있다. 또한, 지금 식생활 습관의 문제는 많이 먹고 많이 남기는 것이다. 지구를 오염시키지 않는 방법으로 농사를 지어 생명 유지에 필요한 만큼만 먹으면 우리가 우려하는 식량 부족의 사태는 오지 않을 것이다.

비우니까 채워지더라

나도 단식과 자연식을 알기 전까지는 이러한 생각을 하지 못했다. 많이 소유하는 것 만이 내 삶을 행복하게 해줄 수 있다고 믿었기 때문이다. 하지만 단식 자체가 몸을 비우고 생각을 비우고 욕심을 비우는 과정 아닌가? 자연식 자체가 자연 상태의 재료를 가지고 가장 간소한 조리 과정을 거쳐 자연을 먹는 것 아닌가? 그런 삶을 내가 받아들이고 그것을 꾸준히 실천하다 보니 신기하게도 기존에 가지고 있던 내 생각들이 자연스레 바뀌었다. 역시 인간의 일차적 욕구인 먹을거리에 대해 바른 생각을 하는 것만큼 중요한 일은 없다는 것을 절감한 세월이었다.

최초의 내 단식 과정은 보름 정도 단식하고 두 달 정도 보식을 하는 것이었다. 처음 하는 거라 힘든 고비도 있었지만, 죽을 각오로 하는 것이라 중도에 포기하지 않고 철저히 내 몸을 바꾸게 되었다. 그 이후로 세상은 분명 달라 보였다. 무엇보다 먹을거리에 대한 깊은 관심이 생기기 시작했다. 그 먹을거리의 원재료, 그 원재료의 재배 과정, 유통 과정, 변형 과정, 조리 과정 등에 대해 구체적으로 알고 싶었고, 아울러 그 먹을거리가 우리 몸에 어떤 영향을 미치는지에 대한 공부를 하기 시작했다.

그렇게 새롭게 태어난 몸과 생각을 하고 새로운 직업을 찾고 싶었지만, 마흔이라는 나이가 걸림돌이 되었다. 섣불리 다른 일을 도모하기에는 대단한 용기가 필요했기 때문이었다. 결국 당장 생계를 위해 다시 학원 강사의 길에 들어섰고, 얼마 뒤 지인들의 도움을 받아 잠실에 있는 최고급 아파트 상가에서 학원을 차려 원장을 하게 되었다.

새롭게 시작한 학원의 외형은 여느 학원과 다를 바 없이 입시 준비 학원이었지만, 그 내용은 확연히 구별되는 것이 있었다. 아이들에게 자연식 식단을 꾸린 밥을 먹이는 것은 물론 체질 개선을 위한 단식 프로그램을 실천하는 것이었다. 이유는 간단했다. 곡채식 위주의 자연식을 먹으면 몸이 깨끗해지고 정신도 맑아져 학습에 도움이 되기 때문이었다. 그리고 지속해서 자연식 식사를 하려면 오랫동안 쌓인 독소를 빼기 위해 단식 과정을 거치는 게 좋다고 판단했기 때문이었다.

처음부터 내 운영 방법이 환영받은 것은 아니었다. 하지만 내 의지는 확고했다. 식성은 체질을 바꾸면 당연히 바뀐다는 믿음이 있었기 때문이었다. 그래서 나는 포기하지 않았다. 내 지론인 곡채식 80%와 육류 20%의 섭취 비율, 제철에 나는 식자재로 만든 음식, 청정한 유기농 식자재로 꾸민 자연식 식단만이 지속해서 몸 안의 독소를 빼낼 수 있고, 그래야만 정신이 맑아져 학습에 도움이 된다는 확신을 버릴 수 없었다. 그래서 나는 학원에 오는 아이들에게 내 방침을 따를 것을 권고했고, 그 방침을 거부할 경우에는 학원에 받아들이지 않았다.

단식을 통해 장을 비우고, 이후 식습관을 바꾸어주는 프로그램이 정착되어 갈 무렵 아이들에게 놀라운 변화가 나타났다. 울뚝불뚝한 성격에서 차분한 성격으로, 우울한 얼굴이 화사한 얼굴로, 학습 능력이 떨어진 아이가 공부에 전념하는 모습으로 변하기 시작했다.

나는 그것에 용기를 얻었다. 그래서 아이들에게 좀 더 좋은 식자재를 공급하기 위해 서초구 염곡동 구룡산 기슭에 1,000여평의 텃밭을 일구기 시작했다. 그러고는 화학비료를 전혀 쓰지 않는 자연농법으로 채소를 재배했고, 텃밭 한 자락에 사람들이 먹고 잘 수 있는 작은 공간을 마련했다.

그렇게 나는 또 우연히 새로운 인생을 살기 시작했다. 분필 잡던 손에 호미와 낫을 들고 구룡산을 오르락내리락하는 도시의 농부로 변신했던 것이다. 그런데 농사에 매달리다 보니 그게 내 체질에 맞는 것 같았다. 땅을 일구고 지게로 거름을 나르고 다 자란 채소를 수확해 학원에 가져다주고 그것을 아이들이 즐겁게 먹는 모습에서 나는 내 일에 대한 기쁨을 느꼈다.

그러던 어느 날 나는 등산객들이 내 텃밭 주위를 서성거리는 것을 보았다. 나는 그들에게 다가가 먹을 만큼 가져가도 좋다고 말했다. 텃밭 농사가 돈을 벌려는 목적이 아니었고, 사람들이 조금씩 가져간다고 해서 학원 운영에 지장이 있을 것 같지 않았기 때문이다. 처음에는 미심쩍어하던 사람들도 내 본심을 알고는 적당히 채소를 가져갔고, 어느덧 나는 그들과 어울려 이따금 막걸리를 주고받는 사이가 되었다.

한두 명이 어울리다 보니 금세 사람들이 늘어났고, 어느새 나는 그들에게 내가 살아온 이야기를 들려주었고, 그것은 곧바로 자연식 강의로 이어지게 되었다. 내 이야기를 귀담아듣는 사람들도 있었고, 그렇지 않은 사람들도 있었지만, 그때부터 나는 자연식 전도사가 되어가고 있었다. 참으로 묘한 순간이었다.

나날이 새롭게 달라지는 나와 내 주변 환경을 어떻게 생각해야 할지 난감하기도 했지만, 일단 자연스러운 현상으로 받아들이기로 했다. 아니, 거기서 한 발짝 더 나아가 좀 더 적극적으로 새로운 상황을 개척해보기로 했다.

작은 텃밭 농사지만 내 나름대로 자연농법을 연구해보는 것은 물론 관련된 분들을 만나 이야기를 나누기도 했고, 아이들의 식습관이 아이들 몸과 마음에 끼치는 영향을 확실히 알기 위해 더 많은 책을 읽고 더 많은 정보를 수집하기도 했다.

새로운 삶은 새로운 지식뿐만이 아니라 새로운 마음을 내게 가져다주었다. 작은 텃밭에서 나온 채소지만 그것을 함께 나누는 기쁨을 알았고, 자라는 아이들에게 진정 필요한 것은 지식이 아니라 바른 먹을거리라는 것을 내게 깨우쳐주었다. 한때 생존을 위해, 더 나아가 잘살아 보려고 외부의 물질을 많이 소유하려 했던 인생이 그다지 행복한 인생이 아니라는 것을 나는 자연식 실천을 통해 터득해가고 있었다.

80년대 초반까지만 해도 많은 사람들은 쌀독에 쌀을 가득 채우고, 뒷마당 장독에 김장김치를 가득 묻고, 창고에 연탄을 수북이 쌓아놓아야만 겨울 날 준비를 마쳤다며 안도의 숨을 내쉬었다. 생존을 위한 필수적인 조건이었다. 하지만 지금 이런 풍경은 찾기 어렵다. 쌀은 방금 도정한 쌀을 사다 먹기 때문에 한꺼번에 많이 사지 않고, 배추는 사시사철 볼 수가 있고, 연탄은 주로 달동네에서만 소비되는 시대다. 한 마디로 살기 편한 시대가 되었다는 것이다. 그래도 사람들의 행복 지수는 점점 떨어지고 있다. 무엇이 문제인가?

한두 마디로 결론을 내리기는 어렵다. 하지만 나는 그 해답을 새 삶을 사는 과정에서 대략 얻어가고 있다. 먹을거리는 함께 나누는 것이 좋다. 그리고 먹을거리를 생존을 떠나 소유로 보는 그릇된 생각을 버리지 않는 이상 인간은 행복할 수 없다. 이 생각이 지금껏 내가 운영하고 있는 밥집의 기본 정신이다.

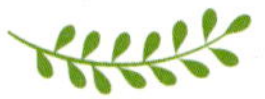

자연식 운동가의 길을 걷다

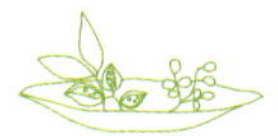

현대인이 앓고 있는 질병의 원인 가운데 상당 부분이 스트레스라고 한다. 눈으로 보고, 귀로 듣고, 피부로 느끼고, 머리와 마음으로 받아들이는 외부의 온갖 것들이 마음에서 걸러지지 못하고 오랫동안 쌓이고 쌓여 몸 안에 독을 확 뿌리고, 그로 인해 몸이 슬슬 아프다는 것이다.

세상사는 일이라는 것이 마음먹기 달렸다고 사람들은 입버릇처럼 말하지만, 그게 그리 쉬운 일은 아니다. 그 마음 하나를 올바로 잡기 위해 수십 년이 걸려 마음공부에 매달리는 사람들이 숱하지만, 그중에 마음을 제대로 찾거나 잡았다는 사람은 극히 드물기 때문이다.

나는 마음이 어디 있느냐고 사람들이 물어볼 때마다 단호하게 말한다. 우리의 몸과 마음은 서로 분리되어 있지 않고 완벽한 생명체로 연결 되어 있다고 말이다. 몸과 마음이 합쳐져 내가 되고, 몸은 내가 깃들어 사 는 세계이자 내가 존재의 우주라고 말이다. 즉 '몸은 보이는 마음'이고, '마음은 보이지 않는 몸'이라는 것이다.

우리의 몸은 약 60조 개의 세포로 구성되어 있다. 그런데 이러한 세포 는 거의 1년 안에 죽고 다시 태어난다. 날마다 수많은 세포가 없어지고 다시 새로운 세포가 만들어진다는 것이다.

그러면 이러한 세포는 어떻게 만들어지는가? 바로 우리가 날마다 먹는 음식이 영양분이 되어 만들어지는 것이다. 따라서 좋은 음식을 먹으면 좋 은 몸과 마음이 되고, 나쁜 음식을 먹으면 몸이 아프고 마음이 병들 수 밖에 없다.

'식(食)이 건강이고 인성이며, 명(命)'이라는 옛 어른들의 말씀이 바로 진리이다. 이것을 어기게 되면 우리는 건강하게 살다 죽지 못하고 끊임없 이 자라나는 암세포가 몸 안에 깃들어 죽을 때까지 고통을 겪어야 하는 것이다.

나는 이러한 믿음을 실천하기 위해 하루도 쉬지 않았다. 항상 좋은 먹 을거리를 만들기 위해 지게를 지며 텃밭을 오갔고, 다른 식자재 또한, 유 기농만을 엄선해 아이들에게 먹였다. 하지만 한계가 찾아왔다. 학원에서 는 자연식을 먹는 데 학원 밖을 나가면 그렇지 않았다. 아이들 집의 식단 도 문제였고, 학교 급식도 문제였고, 아이들 주머니를 노리는 온갖 인스턴트 식품도 문제였다. 나는 이 골칫거리를 어떻게 풀지 오랫동안 생각해 보았다.

결국 내 의지를 관철하기 위해 학원 모토를 바꾸었다. 일류대학 몇 명 보내는 것을 전면에 내세우지 않고, 아이들의 몸 바꾸기와 마음 바꾸기에 많은 노력을 기울이기로 했다. 공부는 자신의 몸과 마음이 하는 것이기 때문이다. 그래서 나는 일명 '공부 그릇 만들기 프로그램' 을 만들었다.

먼저 공부 방법을 바꾸었다. 교사들이 강의를 통해 일방적으로 가르치는 것을 막기 위해 칠판을 없애고 둥그런 탁자에 앉아 선생님과 같이 공부하는 것이었다. 그러다가 아이들이 모르는 것이 있어 질문하면 그것만 가르치는 방식이었다. 그것도 일방적으로 가르치는 것이 아니라 토론을 통해 이해를 돕는 방식이었다.

많은 경험을 통해 건강한 몸과 건강한 마음, 공부 담을 그릇이 만들어지면 아이들에게 공부는 고통이 아니라 행복한 삶이 된다고 확신한다. 오늘날 공부가 얼마나 많은 아이들에게 고통스런 삶으로 이끌고 있는가! 공부는 학생들 스스로 하고 교사는 길잡이 역할을 하면 족하다. 이것이 이른바 자기주도학습이다. 이 방식으로 아이들의 성적은 향상되었다.

학원에는 아이들만 오는게 아니었다. 아이들의 부모도 초대했다. 그들에게도 자연식과 바른 학습법에 대해 알려주었다. 부모가 바뀌지 않으면 그 집의 식탁은 바뀌지 않기 때문이었다. 그렇게 한 가족이 변화되면서 아이들의 몸도 인성도 좋아지기 시작했다. 아토피가 있던 아이는 아토피가 사라지게 되었고, 거친 아이는 순하게 변했다. 물론 아이들의 성적 향상도 뒤따랐다. 이렇듯 나의 방침은 서서히 호응을 얻기 시작했고, 학원은 어느덧 3개로 늘어났다.

그러던 어느 날 나는 학원 사업을 접기로 했다. 이유는 간단했다. 밥상이 바뀌지 않고서는 그 어느 것도 바뀌지 않는다는 믿음이 갈수록 확고해졌기 때문이었다.

학원은 이제 젊은 부원장들에게 넘겨주고 오랫동안 마음에 담아 두었던 자연식 운동을 본격적으로 펼치기로 했다. 내 삶을 다시 새롭게 열기로 한 것이다.

새로운 운명, 새로운 삶

나의 첫 밥집은 구로구 고척동이었다. 목동 인근인 그곳에서 학원을 운영하고 있었고, 그 건물 아래에는 밥집을 할 만한 공간이 있었기 때문이었다.

그런데 막상 밥집 문을 열자고 하니 이만저만 고민이 아니었다. 학원생들에게 밥을 해주었던 경험은 있지만, 일반 사람들을 상대로 밥을 해준 적은 없었기 때문이었다. 그것도 일반 음식도 아닌 유기농 식자재로 만든 자연식이었기 때문에 사람들이 찾아줄지 걱정이 앞서기도 했다.

하지만 나는 뚝심 있게 밀고 나갔다. 먼저 내가 유기농 뷔페를 연 것을 알려나갔다. 그런데 고맙게도 내 전화를 받은 많은 사람들이 그곳을 찾아와주었다. 교통이 불편한 곳인데도 불평 한마디 하지 않고 즐겁게 찾아와 맛나게 밥을 먹고 돌아갔다. 아니 좋은 음식을 먹게 해주어 감사하다는 말을 전하고 돌아가는 것이었다. 나는 서서히 새롭게 시작한 일에 긍지를 갖게 되었다.

그러던 어느 날 우리 밥집을 찾았던 한 목사님이 제의를 해왔다. 결혼식 때 하객들에게 우리 집 밥을 대접하고 싶다는 것이었다. 결혼식처럼 좋은 날 청정한 음식을 먹으면 그만큼 좋은 일은 없기 때문이라며 간곡히 부탁을 해왔다. 나는 그분의 부탁을 받아들였다.

밥상을 차려 옮기는 일은 학원 때부터 해온 일이라 크게 어렵지 않았다. 출장 뷔페는 대성공이었다. 잘 차려진 유기농 자연식단을 맛보고는 저마다 감탄했다. 천편일률적인 출장 뷔페와 완전히 차별화된 모습에 사람들이 반한 것이었다.

그날 이후로 출장 뷔페 문의가 끊이지 않았다. 한 모임에 참가한 사람이 우리 집 출장 뷔페를 보고는 자기들 모임에도 불렀기 때문이었다. 그렇게 우리는 각종 모임이나 행사에 출장 뷔페를 나가면서 자리를 잡아나가기 시작했다. 새로 식기도 사야 하고 탑차도 불러야 하는 상황이었지만, 우리 가족은 의욕을 갖고 좀 더 근사한 출장 뷔페 상차림을 만들기 위해 끊임없이 연구했다.

출장 뷔페가 잘 되다 보니 고척동 외진 곳을 찾는 손님들도 부쩍 늘어나기 시작했다. 거기에 탄력을 받은 나는 울진군의 청정 농수산물을 알릴 수 있는 식당을 서울에 내고 싶다는 울진군의 제안을 받아들여 잠실에 청미래 유기농 뷔페 2호점을 냈다. 반응은 뜨거웠다. 그럴수록 나는 새로운 식단 개발에 정성을 다했고, 그 노력은 지금도 계속되고 있다.

사실은 지금도 밥장사를 하는 게 신기하기만 하다. 어찌하다 이 길로 들어섰는지 그 과정을 털어놓았지만, 그래도 아침에 일어나 새로운 식단을 구상하고, 식당에 나가 손님들과 이야기를 나누고, 저녁에 이곳저곳 강연을 다니고, 다양한 사람을 만나고, 그렇게 하루가 저물어 집에 돌아오면 또 새로운 식단을 구상하는 이런 내 모습이 신기하기만 한 것이다.

그렇게 내 새로운 일이 완성되어가는 것 같다는 생각에 빠질 무렵 내 눈에 다른 것이 보이기 시작했다. 물론 그전부터 모르는 것은 아니었지만, 아무래도 내가 나서야겠다는 생각이 들었다는 것이다. 사실 나처럼 자연식을 강조하고, 식습관 강의를 다니고, 밥상이 약상이라는 진리를 힘주어 말하는 사람들은 많이 있고, 그들이 쏟아낸 책들도 상당하다.

하지만 내 눈에 계속 들어오는 이 광경을 해결하지 않고는 자연식 식단은 결코 완성될 수 없었다.

그럼 곧바로 본론으로 들어가지 왜 이렇게 나의 지난 삶을 밝혔는지 궁금할 수도 있다. 이유는 간단하다. 나도 처음부터 자연식의 중요성, 그리고 현미의 중요성을 알았던 것이 아니고, 살면서 의식적으로 터득해 갔기 때문이다. 그게 정말 우리 삶에서 아주 중요하다는 것을 깨달았음을 보여주고 싶었을 뿐이다.

나는 식품학을 전공한 사람도 아니고, 서양의학이나 동양의학을 공부한 전문가도 아니다. 내가 앞으로 털어놓으려는 이야기들, 정말 힘주어 강조하고 싶은 이야기들, 이것은 모두 내 삶에서 비롯된 것이고, 그것을 나누려는 이유는 내가 몇십 년 동안 쌓아온 노하우가 결코 이 분야에서 뒤처지지 않을 거라는 것을 알기 때문이다.

그리고 무엇보다 우리의 삶을 바꾸는 데 있어서 정말 중요한 것, 그것은 바로 지식의 구축이 아니라 올바른 삶을 지속해서 살겠다는 정신의 구축에 있고, 나는 그것을 지식과 조화를 이루어 여러분이 가지고 있는 편견을 바꿔주고 싶다.

그래서 하루 한 끼 자연식 실천을 꾸준히 강조할 것이고, 이를 위해 십 리에 하나씩 청미래 밥상을 만드는 것이 내 꿈이다. 또한 생명 존중과 생명 살림을 추구하며 건강한 아이가 태어나는 세상 만들기에 전력을 다할 것이다.

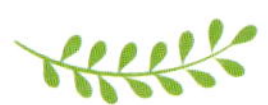

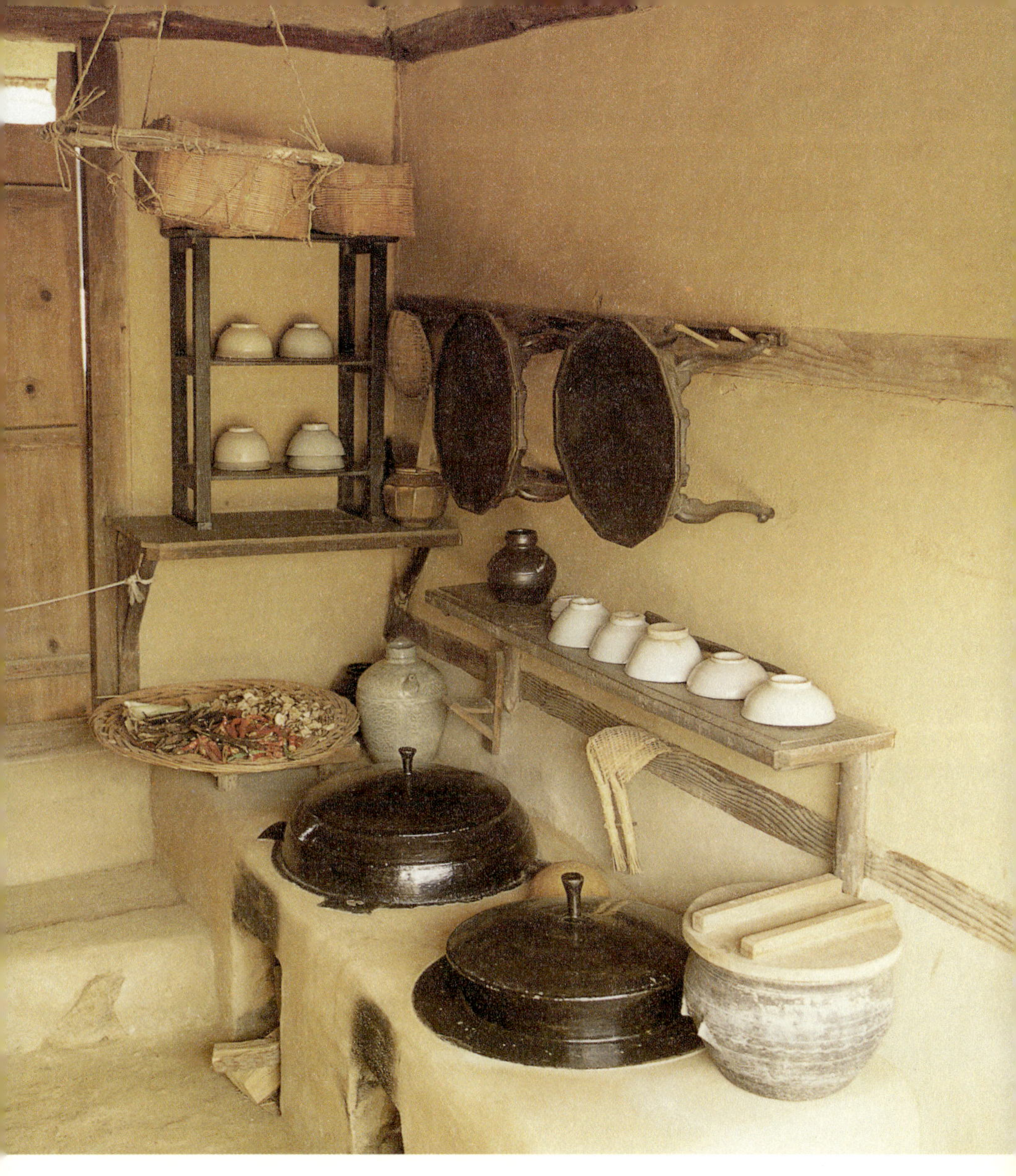

백미의 역사는 100년이 채 안 된다. 현대식 도정기가 도입되면서 시작된 백미가 우리
식탁을 완전히 점령한 것은 70년대 후반이 지나면서이다. 이전까지 우리 조상들이 먹
은 밥은 당연히 현미식이었다

인류는 오랜 세월을 거치며 밥상을 변화시켜왔다. 서구는 밀 중심의 밥상을 차렸고, 아시아는 쌀 중심의 밥상을 차렸는데, 서구는 밀 생산에 적합한 땅, 아시아는 쌀 생산에 알맞은 땅을 갖고 있기 때문이다.

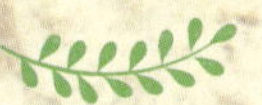

2장
우리 밥상의 주식은 쌀이다

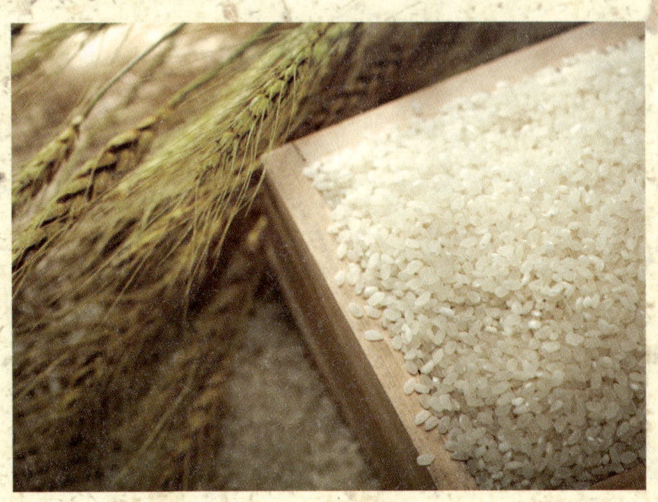

잘못된 성장, 무너진 전통 밥상

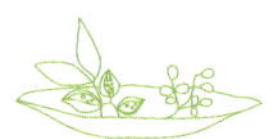

인류는 오랜 세월을 거치며 밥상을 변화시켜왔다. 통틀어 인류라고 하지만 서양과 동양, 아주 구체적으로 들어가 지역별로, 가가호호마다 밥상이 달랐다. 깊게 생각할 것도 없이 지역마다 환경과 토양이 달라 생산되는 작물 또한 다르기 때문이다. 서구는 밀 중심의 밥상을 차렸고, 아시아는 쌀 중심의 밥상을 차렸는데, 이것도 서구는 밀 생산에 적합한 땅, 아시아는 쌀 생산에 알맞은 땅을 갖고 있기에 그렇게 되었다.

하지만 인류의 밥상은 어느 순간부터 공유되기 시작했다. 오랫동안 인류를 지배해온 농업 중심의 역사를 확 바꾼 산업혁명 이후다. 들판에 커다란 공장이 들어서고, 규격화된 많은 물건이 만들어지고, 원료를 구하기 위해, 물건을 더 많이 팔기 위해, 각 나라의 자본가와 상인들은 배를 띄웠다. 자연스레 한 나라에 국한되던 작물이 세계 곳곳으로 퍼져 나갔고, 인류의 입맛은 하나가 되어갔다.

대량생산과 대량유통이 대세가 되는 이러한 세계사의 흐름 속에서 우리나라도 예외가 될 수 없었다. 커피가 들어오고, 설탕이 들어오고, 밀가루가 들어오고, 식품첨가물이 확산되고, 가축 재배 기술이 발달해 고기 먹기가 쉬워지는 등 기계와 기술의 발달이 우리 식탁을 풍성하게 했다. 오랜 세월 우리를 지배해온 전통 밥상이 단 몇 십 년 만에 무너지기 시작한 것이다.

분명 경천동지할 현상이 순식간에 벌어졌지만, 사람들은 우리의 전통 밥상이 무너지는 것을 절대 두려워하지 않았다. 서양의 밥상을 좇아야만 잘 사는 걸로 알았다. 서양인처럼 우람한 체구가 되고 싶었다. 얼굴에 기름기가 번지는 것을 부의 기준으로 삼았다.

우리의 건강을 지켜주었던 된장, 고추장, 간장 등의 발효식품은 유행에 뒤처진 사람들만 먹는 것으로 인식했고, 고소한 냄새 풀풀 풍기는 마요네즈와 마가린이 밥상을 뒤덮었다, 방귀 뽕뽕 뀌는 보리밥과 된장국 대신 버터 바른 하얀 빵과 달콤한 주스가 멋스러워 보였다. 그래야만 세상을 앞서 가는 현대인이 되는 것이라고 생각했다.

한국의 근대화 과정은 산업혁명이 일어난 서양의 근대화와 근본적으로 달랐다. 일제강점기에 싹트기 시작한 한국의 근대화는 기형적이었다. 정말 누구나 자유롭게 공장을 세워 물건을 만들고 그것을 시장에 내다 파는 게 아니라, 자본 자체를 일본인, 또는 소수 친일파가 독점하는 형태였다. 그런 상태로 일제강점기가 끝나자마자 한국은 미국식 자본주의를 받아들여야 했다. 그것은 미국의 물건이 제일 좋은 것으로 인식되는 세월이었고, 미국식 체제와 사고방식을 따라야만 근대국가로 발돋움하는 것이었다.

하지만 미국식 자본주의도 그렇게 공평한 것은 아니었다. 미국식 자본주의는 대량생산과 대량소비에 적합한 체제라고 할 수도 있겠지만, 그것을 새롭게 운영하는 한국식 자본주의에 문제가 있었다. 운영자 주체들이 국가와 사회보다 개인의 이익에 혈안이 되어 있던 친일파 중심으로 짜여 있었기 때문이었다. 따라서 좋은 상품 개발자가 부를 축적하기보다는 부정한 국가권력과의 친밀한 정도가 부를 늘리는 주요 기준이 되었다.

이런 부분은 식품산업에서도 여지없이 적용되었다. 소규모 가내수공업 형태로 이어지던 식품산업이 60년대 이후 대규모 생산체제로 변모하는 과정에서 성장하는 사업체 대부분은 국가와 떼려야 뗄 수 없는 관계를 맺었다. 밀가루, 설탕 등의 식자재가 거의 수입이었기 때문이었다.

우리의 식탁은 이렇게 일부 자본가에 의해, 그와 긴밀히 결합한 국가에 의해 자연스레 바뀌어 나갔다. 국가에서 우유를 주면 우유를 먹었고, 혼식을 권하면 혼식을 해야 했고, 빵을 나누어주면 빵을 먹어야 했다. 온 국민의 건강은 오로지 국가와 일부 자본가의 몫이었고, 국민은 그 방침에 따라 사육당했다. 그래도 국민은 반대의 목소리를 내지 못했다. 오랫동안 사람들을 두려움과 공포에 떨게 한 절대적 빈곤, 즉 굶어 죽는 상황은 급격히 사라졌기 때문이었다.

전통 밥상으로의 회귀가 우리의 미래

영국의 경제학자인 콜린 클라크는 『경제 진보의 제 조건』에서 경제가 진보함에 따라 산업구조가 제1차 산업에서 제2차 산업, 제3차 산업으로 비중이 옮겨간다는 사실을 밝혀냈다. 경제가 발달할수록 농업은 그 가치가 떨어지고, 제조업과 서비스업이 더 크게 발전한다는 것이다. 정책적으로 그 현상을 따르려고 한 것인지, 아니면 자연스레 그렇게 된 것인지, 우리나라도 그러한 산업구조를 닮아가려고 애를 썼다. 역시 국가가 그러한 정책을 폈다.

농업이 제일 중요하다고 강조하면서도 현실을 좇아 경제성장을 제조업에 맞추었고, 그렇게 70년대는 가발 공장, 옷 공장, 신발 공장 중심으로 산업이 돌아갔다. 우리나라에는 공업 제품 생산에 쓸 만한 자원이 별로 없었기에 수출을 우선하는 가공무역으로 경제성장 수치를 올렸고, 80년대는 전자, 선박, 자동차 등의 중공업을 키워 가난의 굴레에서 벗어날 수 있었다. 그리고 현재 우리나라는 인구 5천만 명에 국민소득 2만 달러가 넘는, 이 지구상에서 꽤 잘 사는 나라가 되었다.

이런 경제성장 과정에서 농촌은 황폐해지고, 식량 자급률은 갈수록 떨어지는데도 우리 밥상에는 먹을거리가 넘쳐난다. 서구도 이제 1차산업은 소홀히 하고 금융업 등 3차산업에만 전력을 기울이는데, 어떻게 이런 일이 가능할까? 농산물 재배 기술이 늘었기 때문이다.

그렇다면 그 재배 기술이라는 게 무엇일까? 바로 작물 생산을 획기적으로 늘릴 수 있는 각종 화학물질의 개발, 즉 수많은 농약이 논밭에 뿌려졌기 때문이다. 하지만 사람들은 그것이 무엇을 의미하는지 정확히 인지하지 못했다. 농민들이 머리가 아프다고 호소하고, 들판에서 거머리 등 각종 생물들이 사라지고, 수입 농산물에 어떤 해로운 성분이 있는지 몰라도, 그저 우리 밥상만 풍성해지면 그뿐이라는 생각이 지배적이었다. 중요한 것은 자나 깨나 경제성장이었기 때문이었다.

그렇다면 모든 사람들이 이러한 변화를 당연히 여겼던 것일까? 시쳇말로 절대적 빈곤에서 벗어나 배부르고 등 따스우니 세상이 어떻게 나가든 아무런 문제가 없다고 생각했을까? 물론 아니다. 미국의 생태학자 레이첼 카슨이 쓴 『침묵의 봄』이 전 세계에 알려지면서 사람들은 화학 농법의 무서움을 깨닫게 되었고, 그것이 인류에 커다란 재앙이 될 수 있다는 것을 알기 시작했다.

그 뒤로 지구의 앞날을 걱정하는 사람들은 화학 농법을 멀리하고 유기농 농사 연구에 매진했다. 그들의 원칙은 간단했다. 사람이 먹을 수 없는 농약으로 재배한 농산물이 과연 우리 몸에 좋겠느냐는 것이었다. 하지만 호응은 그리 크지 않았다. 화학 농법으로 길든 습관을 버리기 어려웠기 때문이었다. 유기농 농사는 몸이 고되었고, 화학 농법보다 작물 생산량도 많지 않아 다시 그 방법으로 돌아가기 힘들었다.

그런데 많은 사람들이 잘못 알고 있는 게 있다. 인류 역사는 꾸준히 인간에게 이로운 쪽으로 발전하고 있다는 것이다. 농업혁명으로 아사의 위험이 사라지고, 물질문명의 발달로 상상 속의 일들이 현실이 되고, 독재가 불가능한 민주주의가 실현되고 있다고 여기는데, 이런 과정은 일순간에 무너질 수도 있다. 뜻밖의 자연재해로 농작물이 죽을 수도 있고, 핵발전소에서 나오는 방사능으로 토양이 불모지가 될 수도 있고, 민주주의 방식으로 뽑은 히틀러 같은 사람이 또 나오지 말란 법이 없기 때문이다. 이처럼 인류는 직선으로 발전하지 않고, 선순환으로 나아가고 있다.

여기서 발전의 기준을 무엇으로 보느냐에 따라 달라질 수도 있다. 발전이라는 것은 따지고 보면 간단하다. 전보다 많은 생산물이 세상에 선을 보였고, 그것은 인간의 육체노동을 줄이고, 인간에게 문화적 여가를 늘려 주었으며, 사람이 사람을 함부로 다루는 형태가 많이 완화되었다는 것이다. 한마디로 인간이 살기에 편한 갖가지 도구들이 지구의 공간을 꽉 채우고 있다는 것이다.

그렇다면 이런 게 진정 인간을 행복하게 할 수 있는가? 물질적으로 풍요로워졌지만, 마음은 하루하루가 고단한 날들의 연속이라면 그게 무슨 행복이란 말인가? 초조해하고, 두려워하고, 조급해하고, 남에게 뒤질까 봐 경쟁심을 계속 자극하고, 남보다 후진 물건을 가지고 있어 열등감을 느끼고, 고급 음식을 못 먹어 열패감에 젖고, 이런 것들이 진정 행복이란 말인가? 단 하루를 살더라도 마음이 편안해질 수는 없는 것인가?

정말 행복한 시간은 어디서부터 시작될까? 거두절미하고 함께 나눌 수 있는 따듯한 밥 한 그릇에서부터 시작한다고 할 수 있다. 지구 본래의 토양에서 지구에 해로운 화학물질이 들어가지 않은 농법으로 재배한 농산물, 청정 지역에서 자연스레 자라고 있는 자연산 수산물, 전통적인 방식으로 사육된 축산물, 이런 것이 올라온 밥상을 나누는 것이 행복의 시작이다. 그것은 바로 전통 밥상으로의 회귀다.

하지만 우리 식단은 그런 행복을 맛볼 수 없는 방향으로 파괴됐다. 뭐든지 많이 만들어내고 많이 소비해 경제성장 지표를 올리는 것에만 초점이 맞추어져 있다. 이는 인류의 행복에 아무런 도움이 될 수 없다. 인류의 적이 될 뿐이다. 전통 밥상의 복귀만이 인류를 새로운 미래로 이끌 것이다.

뜬금없는 이야기 같지만 이는 명확한 사실이다. 아무리 멋진 이론도, 논리적으로 완벽한 이론도, 올바른 밥상을 버리고는 아무것도 해결할 수가 없다. 내 삶의 시작은 먹는 것부터인데, 그것을 제대로 하지 못하고는 그 무엇도 이루어낼 수 없다. 친환경 유기농만이 지구를 살릴 수 있다는 것은 절대 허튼소리가 아니다. 그것은 소비만능주의에 경종을 울리는 것일 뿐만 아니라 인류 행복의 패러다임을 근본적으로 바꿀 수 있는 중요한 삶의 방식이다.

이러한 인식을 철저히 갖지 않고서는 결코 자연식 운동을 오래 할 수가 없다. 다시 말해 우리 몸에 좋은 것만 찾는 것이 자연식 운동이 아니라는 뜻이다. 인류를 구원할 수 있는 보편타당한 진리에 들어맞아야만 자연식 운동의 의미를 올바로 자리매김할 수 있다. 이것이 내가 자연식 운동을 하는 이유다.

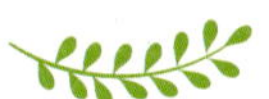

자연식이 인류를 살린다

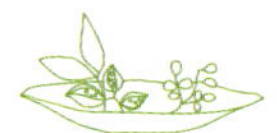

우주나 인류 탄생의 기원은 학자마다 주장이 다르고, 아직도 그 진실이 밝혀지지 않아 여기서 무어라고 단정 지을 수는 없지만 이것 하나는 확실하다. 우주는 이루 헤아릴 수 없는 모습들이 파노라마처럼 생멸하고 있지만 결국, 하나에서 출발했고 하나로 돌아오고 하나 안에서 움직이고 다시 여러 갈래로 퍼지고 또 하나로 모인다는 사실이다. 그것이 현재 전 세계 과학자들이 연구하고 있는 힉스라는 입자일 수도 있다. 힉스 같은 입자가 뭉치고 흩어지고 변형되고 사라지고 다시 뭉치고 흩어지고 하면서 우주의 온갖 외형들이 만들어진다는 것이다.

자연식 운동을 언급하다가 이 이야기를 꺼내는 이유는 우리를 둘러싼

환경에 대한 인식을 제대로 하기 위해서다. 그래야만 지금까지 우리가 해온 자연식 운동에 무슨 문제가 있는지 파악할 수 있고, 그 개선점을 찾을 수 있기 때문이다.

우주의 중심은 인간이 아니다. 우주 그 자체일 수 있다. 인간의 역사보다 우주의 역사가 길어서 그렇게 말할 수 있다. 우주의 역사는 137억 년, 지구의 역사는 45억 년, 인간의 역사는 200만 년 정도다. 비교되지 않을 정도다. 따라서 인간은 언제 어떻게 다시 우주의 한 부분으로 귀속될지 모른다. 생물에서 무생물로 변화되어 급속히 전멸할 수 있다는 것이다. 외형을 가진 인간이 하나의 입자로 변한다는 것이다.

우리는 이러한 변화를 두려워해서는 안 된다. 우주는 하나이고, 우리가 상상도 못 할 세월을 거쳐 또 다른 생물이 나올 수 있기 때문이다. 이러한 상상도 하지 못하면 우리는 참으로 빈곤하게 살 수밖에 없다. 이런 변화 과정에 대한 이해와 믿음은 사람마다 다르겠지만 여기서 분명한 것 하나는 있다. 될 수 있으면 우주가 자연적으로 만들어 놓은 질서를 깨트리지 않고 살아야 한다는 것이다. 그것은 우주의 한 종인 인간으로서 인간이 지켜야 할 우주에 대한 예의이다.

이렇게 말하면 사람들은 문명과 경제성장을 부정하려면 산속에서 원시인처럼 살 것이지, 왜 문명의 혜택을 받으며 그런 말을 하느냐고 말할 것이다. 맞는 말이다. 나 또한 수만 년 동안 인류가 유전적으로 축적해놓은 결과물인 온갖 문명의 혜택을 누리며 이전 세대보다 안락한 삶을 살고 있다. 하지만 이런 모든 기쁨은 자연식을 실천했을 때 더 값질 수 있다.

실제로 우리 인류는 산업혁명 이전까지만 해도 인류의 미래에 대해 생태적인 분석을 하지 않았다. 주어진 환경 조건에서 생존하는 것만도 버거웠다. 극복하기 어려운 자연재해, 인지할 수 없는 수많은 미지의 것들, 그리고 전쟁과 살육을 통해 인간이 인간을 끊임없이 해치는 것에 대한 공포 등이 인간의 삶에 늘 그림자처럼 드리워져 있었기 때문이었다.

그러면서도 인간은 이러저러한 삶의 잣대를 이때 다 만들어놓았다. 따라서 물질적으로는 풍요롭지만, 정신적으로는 황폐하기 그지없는 현대사회는 여전히 오래전 성인들이 남긴 말씀을 고전으로 모시며 그 정신을 계승하려고 애쓰고 있다. 요즘 여기저기서 불고 있는 인문학 열풍이 그것을 반증한다.

이것은 바로 인간의 행복은 물질로 채워질 수 없다는 것을 말한다. 그 물질은 언젠가 변화하고 없어지는 것이기 때문이다. 그렇다면 영원히 변화하지 않는 것은 무엇인가? 다른 것은 몰라도 인간은 죽으면 외형이 사라지고 자연의 한 부분으로 다시 돌아가 다른 물질과 섞인다. 인간은 자연이 되고 자연에서 다시 인간이 되는 식이다. 나의 이런 이야기를 특정 종교와 결부 짓지 않았으면 좋겠다. 이것은 내가 이해한 세상의 모습이고 이 바탕에서 내 자연식 운동이 시작되는 것이기 때문이다.

자연이란 무엇인가? 사람의 힘이 가해지지 않은 상태다. 사람의 압력이 작용하면 자연의 형태는 자연의 의지와 무관하게 변화를 일으킨다. 그 변화가 행복을 가져다주는 변화라면 좋겠는데 현실은 그렇지가 않다. 다수의 행복을 안겨주는 변화라면 좋겠는데 현실은 절대 그렇지가 않다. 이 세상에는 포악한 탐욕의 소유자들이 의외로 많다. 그래서 저항하는 인간은 수많은 피를 흘리며 제도와 질서와 법을 만들었다. 모두가 하나인 우주, 모두가 하나인 인간, 그래서 모두가 존중받아야만 될 그 자연의 질서를 위해 인간은 인간을 믿을 수 없어 민주주의를 구현해왔다.

어느 날 갑자기 밥이 눈에 들어오다

앞서 말했듯 인간의 역사는 직선으로 발전하지 않는다. 본능적이고 야만적인 약탈과 살인, 그리고 폭력이 인간의 죄악임을 밝혀 그것을 없애려고 부단히 노력했지만, 역사는 그런 노력을 무시하는 모습을 종종 만들어내곤 했다. 히틀러의 유대인 학살, 현대 전쟁에서도 발생되는 민간인 학살 등 그 잔인성은 도대체가 해결될 기미가 없다. 이게 지금 우리 인간의 모습이다.

이쯤 되면 사람들은 말할 것이다. 이렇듯 종잡을 수 없는 게 역사이고, 진실이 현실의 정치 논리에서 처참히 뭉개지는 게 역사인데, 뭐 경제성장에만 초점을 맞춰 풍요롭게 사는 게 뭐 잘못된 것이냐고 말이다. 유기농도 좋고, 자연식도 좋고, 환경도 좋지만, 그것을 주장하는 사람들의 논리

대로 세상이 재편되면 현재의 인류가 누리는 이 물질적 풍요, 경제성장의 달콤함은 어찌 되겠는가? 실제로 지구상에서 몇 퍼센트의 사람들이 과거로의 회귀를 바라겠는가? 이미 사람들은 물질의 풍요에 길들여질 대로 길들여져 있는데 말이다.

지난 60~70년대에 세계 농업은 폭발적으로 성장했다. 농업 인구의 확대가 아니고 작물 생산량이 전에 비해 현저히 늘었다는 것이다. 또다시 반복하지만 화학농법의 발전 때문이다. 하지만 모든 인류가 이 발전에만 매달린 것은 아니었다. 이러한 농업이 지속되면 인간은 언젠가 스스로 멸종할 수밖에 없다고 판단한 사람들이 나타나기 시작했다. 농사의 근본인 땅을 망쳐놓으면 그 다음 해결책은 있을 수가 없기 때문이다.

자연식 운동은 이런 바탕에서 시작되었다. 인간의 행복을 물질의 소유에만 두었다면 결코 일어날 수 없었다. 인간의 행복을 육체의 건강에만 두었다면 결코 생겨날 수 없었다. 자연식 운동은 우주의 본질, 인간의 본질, 자연의 본질을 올바로 성찰했을 때만이 나올 수 있다. 그러한 정신을 가진 인간만이 자연식을 할 수 있고, 그러한 사람이 많아야만 자연에 맞는 생활인이 늘어나고, 그래야만 자연의 질서가 지구에서 오랫동안 지켜져 생명이 유지될 수 있다.

하지만 이런 말이 나올 수도 있다. 유기농이 관행농법으로 재배된 것보다 비싸면 소비 선택의 폭이 좁아지는 것 아닌가? 그래서 많이 가진 자들이 유기농을 먹으면서 더 많이 가지려고 하고 그러다 보니 적게 가진 자들은 좋은 음식을 못 먹으며 어렵게 사는 것 아닌가? 이런 불평등은 어떻게 고칠 수 있는가? 답이 없는 것은 아니다. 이상적일 수 있지만, 현재의 농업 기술로 다 될 수 있다. 유기농만 생산하면 되는 것이다.

나는 오랫동안 자연식 운동을 하면서 위와 같은 것들을 깨달아왔다. 물론 처음부터 다 안 것은 아니었다. 우리 몸에 맞는 음식이 자연식이고, 그걸 먹어야 한다는 당위성을 논리적으로 만들다보니 자연스레 내 안에 구축되었다. 그리고 그것은 나와 한 몸이 되었다. 당위성이 일상화된 것이다.

자연식 운동은 죽어가는 오늘날의 지구, 사람, 그리고 잘못된 경제 질서를 바로잡는 출발점이 될 수 있다. 자연식을 실천하며 생각을 올바로 가다듬으면 전쟁과 폭력을 근절시켜 평화로운 세상을 만들 수 있다. 논리적 비약이 결코 아니다. 자연식 운동의 기본은 생명 존중이다. 내 생명을 유지하기 위해 최소한의 살생만 허락한다. 그래서 가급적 육류 소비를 적게 한다. 생장을 멈추고 시들어가기 직전의 식물을 주로 먹는다. 자연 현상에 복종하는 삶이다. 내 삶의 출발인 먹을거리를 이렇게 받아들이면 우리 모두는 경쟁하지 않고 협력하며 조화롭게 살 수 있다.

이런 생각에서 나는 내 밥집을 출발점으로 자연식 운동을 시작했다. 이런 사상이 없었으면 중도에 밥집을 접었을 수도 있었다. 우리 사회에서 산업구조의 약점을 고스란히 지니고 있는 식당 자영업은 정말 쉽지 않은 난관이 늘 도사리고 있었기 때문이었다. 그래도 현재 내가 해야 할 일이

라고 생각했기에 여러 어려움을 슬기롭게 극복해가며 밥집을 꾸준히 지켜
낼 수 있었다.

　그러던 어느 날 나는 중요한 것을 발견했다. 자연식 식단 완성을 위해
애쓰던 내게 자꾸만 눈에 들어오는 것이 있었다. 그것은 우리가 오랫동안
먹어 온 밥이 외면당하고 있다는 사실이다. 자연식과 유기농에 대해서만
생각을 몰두해 오던 내게 그 밥이 왜 눈에 확 들어왔을까? 그것은 역시
또 다른 운명의 시작이었는지도 모른다.

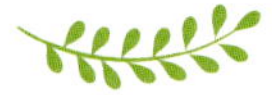

밥상의 밥은 온통 흰 쌀밥

인간은 불완전한 존재다. 태어날 때부터 인간이 완전하다면 교육도 정치제도도 필요 없다. 오로지 타고난 이성과 능력으로 살다가 유한한 삶을 마감하면 된다. 하지만 그렇지 않은 게 현재 우리 인간의 모습이다. 그래서 인간은 완전한 존재로 나아가기 위해 온갖 시도를 멈추지 않는다. 아무리 노력해도 인간이 인간만의 힘으로는 완전한 존재가 되기 어렵다는 것도 알고 있다. 그래서 종교적 힘을 빌리기도 하고, 자연의 특정 대상을 숭배하기도 한다.

하지만 인간은 이렇게 인간 외적인 것에만 의지하지 않는다. 서로 모여 사는 인간사회를 완벽하고 완전하게 만들기 위해 끊임없이 노력한다. 정치적 민주주의를 넘어 사회경제적 민주주의의 완성을 위해 합심해서 땀흘리고 있다. 그러나 아직도 갈 길이 멀다. 인간의 탐욕을 제어할 수 있는 기막힌 제도를 만들어내지 못했기 때문이다.

인류 역사를 획기적으로 발전시킨 일들은 수없이 많다. 경제적으로는 산업혁명이 있을 것이고, 정치적으로는 시민혁명이 있을 것이다. 사회를 근본적으로 바꾼 혁명이 이것 말고 더 있지만, 여기서는 시민혁명만 간단히 짚어보겠다.

오늘날 민주주의의 근간을 만든 시민혁명은 영국의 명예혁명, 프랑스의 시민혁명, 미국의 독립전쟁이다. 무소불위를 자랑하는 왕의 권력에 제동을 건 명예혁명, 왕과 일부 귀족들이 누리던 자유와 평등과 부를 모든 사람들이 공평하게 가질 수 있도록 제도적 장치를 마련한 프랑스의 시민혁명, 인간은 태어나면서부터 자유롭고 평등한 인격과 스스로 행복을 추구할 권리를 가지고 있다고 설파한 미국의 독립선언서 등은 그동안 무시당해온 수많은 피지배계급의 권리를 정치적으로 확립하는 데 크게 이바지했다.

이러한 시민혁명을 거쳐 민주주의가 발달하면서 전에는 상상할 수 없던 먹을거리의 평등성을 어느 정도 가지게 되었다. 그전에는 진귀한 먹을거리는 지방을 떠나 왕이나 군주가 있는 도시로 몰려갔지만 지금은 그렇지 않다. 정말 값나가는 식자재를 빼고는 누구나 비슷하게 자기 입맛대로 음식을 먹을 수 있게 되었다. 다시 말하자면 완전하지는 않지만 먹는 자유를 어느 정도는 누리며 살고 있는 것이다.

바로 여기에 자연식 운동의 어려움이 도사리고 있다. 사람들은 강요된 입맛을 원하지 않고, 음식 선택의 자유를 방해받는 것을 싫어한다. 앞에서 말한 것처럼 우리에게 강요된 그 음식들이 일부 사람들의 탐욕으로 빚어진 것이라고 입이 터져라 강조해도 말이다. 여기에 자연식, 유기농 운운하면 많은 사람들은 이렇게 대꾸한다. 그런 거 먹고 싶어도 돈이 없어 못 먹고, 또 정말 농약 안 뿌리고 생산하는지 의심스럽다고, 그래서 멀리한다고 말한다.

사정이 이러하니 자연식 운동이 널리 확산하기는 어렵다. 자연식 운동이 잘되어 모든 사람들이 자연식을 먹게 되면 이는 인류의 삶의 질을 바꾼 시민혁명보다 더 큰 질적 변화를 초래하는 혁명이 되겠지만, 현실은 전혀 그렇지가 않다는 것이다.

처음 내가 벌였던 자연식 운동은 하루 세끼가 아니라 하루 한 끼만이라도 자연식을 먹자는 것이었다. 세끼를 자연식으로 하기에는 우리 사회의 환경이 허락하지 않기 때문이다. 항상 집에서 밥을 먹지 않으면, 관련 업종에 종사하지 않으면, 정말 강한 의지로 자연식을 실천하는 사람이 아니면 세 끼 자연식은 거의 혁명에 가까운 일이다. 그래서 혁명보다는 개혁을 선택해 사람들에게 자연식을 실천할 것을 권했다. 하루 한 끼만이라도 자연식을 하면 그렇지 않은 사람보다 몸이 맑아지고 정신이 깨끗해지고 건강을 지킬 수 있다고 말이다.

그렇게 나는 내 밥집을 찾아오는 사람들에게, 출장 뷔페를 나간 곳에서 만난 사람들에게, 여기저기서 초청받아 강의를 갈 때마다 정말 열심히 '하루 한 끼 자연식 실천'을 강조했다. 내 말을 듣고 얼마나 많은 사람들이 하루 한 끼 자연식을 실천했는지 잘 모르겠다. 직접 보지 않았고, 또 그 사람들이 나에게 와서 하루 한 끼 자연식을 실천했다고 보고하지도 않으니까 말이다. 하지만 그런 결과를 알지 못한다고 하더라도 나는 꾸준히 '하루 한 끼 자연식 실천'을 권유하곤 했다.

그래, 쌀을 연구해 보자

그러던 어느 날 나는 누군가를 만나기 위해 부득불 시내로 나갔다. 사람을 만나 한 끼 밥을 먹으며 이야기를 나누어야 하는데 사방을 아무리 둘러봐도 마땅한 곳이 눈에 띄지 않았다. 그래서 적당한 백반집을 찾아 들어갔다. 구수한 된장찌개와 흰 쌀밥이 가득 담긴 공깃밥 그리고 김치, 콩나물을 비롯한 여러 가지 반찬이 나왔다. 몇 숟가락을 뜨면서 주위를 둘러보았다. 사람들이 허겁지겁 밥을 먹는 풍경이 보였다. 곰곰이 생각해 보니 내가 밥집을 한 이후 남의 밥집에 거의 가본 적이 없었다. 외부 사람을 만나도 모두 내 밥집으로 그들을 불러들였기 때문이었다.

나는 밥 한 숟가락을 다시 뜨고는 주위를 또 둘러보았다. 그러고는 잠시 생각에 잠겼다. 저들이 먹는 밥이 과연 자신의 몸에 도움이 될까? 물론 해가 되지는 않겠지만, 그래도 더 좋은 식단으로 차려진 밥을 먹으면 어떨까? 몸이 더 건강해지고 머리가 더 맑아질 텐데 말이다. 하지만 그게 내 힘으로만 될까? 아무리 생각해도 난공불락 그 자체였다.

어쨌든 만감이 교차한 밥집을 나와 거리를 걷는데 불현듯 내 눈앞에 아른거리는 것이 있었다. 그 백반집 식탁마다 올라가 있는 흰 쌀밥이었다. 하얀 눈송이 같은 것이 보기에도 좋고, 입에 살살 녹는 것이 씹기에도 편하고, 불빛에 번들거리는 것이 기름기가 좔좔 흘러 뱃속을 가득 채울 것으로 보이는 그 흰 쌀밥 말이다.

그런데 묘하게도 그 백반집의 흰 쌀밥은 그 후로도 오랫동안 내 머릿속을 떠나지 않았다. 몸이 아파 단식을 하고 그 뒤로 자연식을 하며 내 몸을 돌보고 늘 자연식을 차리는 밥집을 운영하다 보니 그 많은 흰 쌀밥을 한꺼번에 볼 기회가 없었는데, 그것을 우연히 보고 나니 뭔가 묵직한 숙제처럼 계속해서 나를 압박하는 것이었다. 흰 쌀밥이 먹기는 좋지만, 현미밥보다 턱없이 적은 영양가를 가지고 있고, 흰 쌀밥만 먹으면 탄수화물 과다 섭취로 몸에 안 좋은 영향을 끼칠 텐데 모두가 흰 쌀밥만 먹고 있는 이 현실을 어떻게 할 것인가?

사실 흰 쌀밥 한 공기는 흰 설탕 한 그릇을 먹는 것과 마찬가지다. 그래서 흰 쌀밥만 주로 먹게 되면 당뇨는 물론 지방간에 걸리기도 쉽다. 보통 지방간은 과도한 음주로 인한 것으로 알고 있는데, 식품의약품안전청

이 연구한 바로는 지방간은 알코올보다 과다한 탄수화물과 당분 섭취에 원인이 있다는 것이다.

한 일간지에서 성신여대 이승민 교수는 '탄수화물을 너무 많이 섭취할 경우 일부만 에너지로 소모되고, 나머지는 지방 형태로 체내에 저장되는데, 이 과정에서 간에 지방이 늘어나면서 지방간이 생기는 것'이라고 말했다. 이처럼 탄수화물 과다 섭취는 우리 몸에 나쁜 영향을 끼치고 있다.

나는 고민에 빠졌다. 아무리 유기농을 먹어도, 아무리 자연식을 먹어도, 우리의 주식인 쌀을 흰 쌀밥으로 먹는다면 우리 몸은 좋아지기 힘들기 때문이다. 그렇다고 반드시 흰 쌀밥을 멀리하고 현미만을 먹어야 한다고 주장한다면 그것도 현실을 무시하는 발언이다. 실제로 현미 전도사는 우리 주위에 상당히 많지만, 그들의 말처럼 모두가 현미를 먹지 않는 세상이 아니던가?

나는 분명 자연식 운동을 통해 인류 사회를 좀 더 나은 쪽으로 발전시키고 싶었다. 사회 혁명 못지않게 중요한 게 음식 혁명이라는 내 신념만은 확고했으니 말이다. 하지만 나는 그 방법에 대해 기술적으로 생각해본 적이 없었다. 내 말에 반감이 있는 사람에 대해 나 또한 무조건 반감이 있었기 때문이다.

혁명을 통하건 개혁을 통하건 변화를 시도할 때 가장 중요한 게 무엇일까? 바로 내 생각을 널리 알리고 많은 이들로부터 공감을 얻어야 한다. 다시 말해 설득의 문제다. 이 설득이 성공해야만 새로운 사회를 바라는 염원은 확산하고 그들의 염원은 성공적으로 이루어질 것이다. 사람들은 불완전한 존재이지만 올바른 방향으로 나아가려는 생각과 의지를 갖추고 있는 것만은 분명하니 말이다.

거기에는 좋은 생각을 하는 사람들의 설득 기술과 공감 기술이 절대적으로 중요하다. 그래서 나는 자연식 운동의 진일보를 위해 자연식 운동을 보는 시각, 실천 방법에 대해 다시 한 번 점검하고 새로운 방향으로 나가기 시작했다. 그 새로운 좌표는 무엇보다 쌀을 새롭게 보고 그 효능을 더 심층적으로 연구하는 것이었다. 그것을 중심에 놓고 제2의 자연식 운동은 다시 시작되었다.

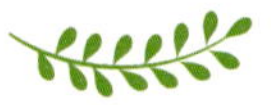

사람들 생각을 어떻게 바꾸어놓을까

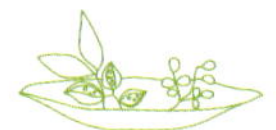

식약동원(食藥同源), 의식동원(醫食同源)이란 말이 있다. 건강과 먹을거리에 조금만 관심이 있는 사람이면 한두 번쯤 접했을 것이다. 내가 먹는 음식이 나를 만들고, 내 건강을 지켜주기도 하고, 망치기도 하니 항상 좋은 음식을 잘 먹어야 한다는 뜻이다.

이런 이야기가 사람들에게 회자된 시기는 실제로 그렇게 오래되지 않았다. 식품산업이 발달하면서 전에 맛보지 못한 먹을거리들이 대거 등장했고, 그 달콤한 맛에서 사람들은 벗어나기 어려웠다. 건강보다는 입맛이 우선이었다. 더군다나 각종 매스컴에서는 이런 소비를 부추기는 분위기를 조장했다. 음식이 나를 만드는 필수품이 아니라 교양과 문화의 기호품으로 등장한 것이다. 그 가운데 가장 대표적인 게 각종 기념일마다 등장하는 케이크였다.

화학 농법으로 생산된 흰 밀가루, 그것도 오랜 시간 바다를 건너와야 하기에 인체에 해로울 수도 있는 방부제와 살충제를 뿌렸을 흰 밀가루, 게다가 인간의 입맛을 확 사로잡은 흰 설탕, 이런 식자재들로 만든 케이크가 빠지면 그 기념 모임은 바람 빠진 풍선 같은 모임으로 비쳤다. 본래 우리 사회에서 없던 모습이지만, 이제는 당연시되는 현상이다. 이 모든 게 매스컴의 힘이었다.

한 예로 케이크를 들었지만, 이런 경우는 수도 없이 많다. 음식을 먹는 게 아니라 문화를 먹는다며 마셔대는 커피, 단시간에 싼 가격으로 배를 부르게 한다는 햄버거와 거기에 필수적으로 따르는 콜라, 밥맛을 싹 달아나게 하는 각종 과자 등 그 종류가 아주 다양하다.

그런데 이런 먹을거리의 유해성에 대해 아무리 많은 사람들이 강연과 저술 등을 통해 언급해도 실제로 산업 구조에서 이들 상품의 매출은 줄어들지 않고 있다. 어느 공장이 폐업했다는 이야기는 들려오지 않는다. 오히려 점점 더 크게 성장하고 있다. 이는 이제 케이크나 커피 등이 기호품이 아니라 필수품이 되어가고 있음을 보여주고 있다.

평소 건강에 아무런 문제가 없다고 느끼는 사람은 대기업이 대량생산하는 음식, 누구나 보편적으로 먹는 음식, 관습적으로 먹는 음식에 아무런 의문을 품지 않고 그것을 섭취하며 일상을 영위하고 있다. 그런 것까지 신경 쓰기에는 해야 할 일이 너무나 많기 때문이다.

당장 해야 할 공부, 반드시 뚫어야 할 취업 관문, 해고당하지 않기 위해 밤낮으로 해야 하는 업무 등 빈틈없이 돌아가는 현대 사회에서 먹을거리까지 신경 썼다가는 머리가 터질 지경일 것이다. 분명 잘못된 식습관이 병을 불러올 것이라는 사실을 알지만, 사람들은 자기에게 주어진 공간에 차려진 식단에서 벗어나기 힘들다. 여기에 모든 어려움이 있다.

그런데 이런 틀에서 벗어나 먹을거리를 진지하게 대하는 사람들이 있다. 바로 암환자들이다. 되는대로 먹고, 스트레스를 있는 대로 다 받고, 좀처럼 시간이 안 난다며 몸과 마음을 돌보지 않고 앞만 보고 달려온 이들이 어느 날 몸의 면역체계가 깨지며 암세포가 자라고 있다는 진단을 받고는 그때부터 먹을거리에 관심을 두기 시작한다. 그렇다고 모든 암환자가 다 태도를 바꾸는 것은 아니다. 가려서 먹는 게 암 치료에 중요하다는 것은 알지만, 오랫동안의 식습관을 버리는 게 그리 만만한 일은 아니기 때문이다.

미리 건강을 지키기 위해 자연식을 하는 사람들은 크게 문제가 되지 않지만, 암환자들과의 대화는 이런저런 상황 때문에 대화가 길게 이어지기 마련이다. 내가 언급하는 것들이 일반적으로 알려져 있는 병에 대한 시각과 차이가 있어서다.

암은 특정 부위에 암세포가 자라는 것이지만, 그것만 바라보고 치유해서는 안 되는 것이고, 몸과 마음 전체가 균형이 깨진 것이 암이기에 이

기회에 몸과 마음을 올바로 잡는 것이 중요하다. 이 말에 동의하면 자기 몸은 자기가 고칠 수 있다는 자기 치유력에 대한 신념을 지녀야 하고, 그런 다음 암을 이겨낼 수 있는 자연요법의 종류에 대해 말해준다. 그리고 올바른 섭생법을 통해 다시는 몸 안에 독소를 쌓지 않는 생활습관에 대해 이야기한다.

이들 대부분은 내 말을 듣고 곧바로 실천에 옮긴다. 물론 자연요법을 신뢰하지 못해 다시 병원의 처방대로 치유하는 분도 있다. 사람마다 자기가 사는 방식이 있기 때문이다.

나는 내 방식에 동의하는 사람들에게 곡채식 위주의 식사, 그것도 유기농 제품, 그리고 고기를 먹고 싶으면 항생제로 키우지 않은 유기농 축산물을 먹으라고 한다. 덧붙여 가급적이면 고기는 먹지 말라는 당부도 아끼지 않는다. 마지막으로 먹기 힘들다는 편견을 버리고 되도록 현미밥만을 먹을 것을 권한다.

왜 흰 쌀밥에 대한 미련을 못 버릴까

자연식을 통해 몸이 좋아진 환자는 내 밥집을 자주 찾아오곤 한다. 그럴 때마다 나는 달라진 식습관에 대해 물어보고 그들에게 도움이 될 만한 이야기를 더 들려주곤 한다. 그 중 가장 핵심적인 것은 다시는 과거의 잘못된 식습관으로 돌아가지 말라는 것이다. 더 철저히 자연식을 해야만 몸이 건강해질 수 있고, 몸이 약간 회복된 기분이 든다고 해서 과거 즐겨 먹었던 음식을 입에 댔다가는 도로 악화될 수 있다는 것을 강조했다.

물론 먹을거리만 바꾼다고 해서 암이 치유되는 것은 아니다. 맑은 공기가 있어야 하고, 좋은 물이 있어야 하고, 숨 쉬는 집이 있어야 하고, 매일 운동을 해야 하고, 마음을 다스리는 명상을 매일 해야 하는 등 철저한 자기 관리가 있어야만 암은 극복될 수 있다.

그 중 가장 어려운 것은 역시 먹는 문제다. 자기 몸이 좋아했던 음식을 끊는다는 것은 생이별의 아픔과 비슷하기 때문이다. 그렇지만 암환자들의 식습관 개선은 그리 어렵지 않다. 벼랑 끝에 몰려 있다고 생각해서인지 치유에 도움이 되는 것은 사소한 것 하나라도 놓치고 싶지 않은 마음에서 그럴 것이다.

문제는 평소 건강하다고 자부하는 사람들이다. 이들에게 아무리 자연식과 현미밥의 중요성을 이야기도 해도 그 자리에서 들을 때만 수긍할 뿐 좀처럼 그들의 일상에 자리 잡지 못한다. 내 밥집을 나가 조금만 주위를 둘러봐도 군침이 도는 밥집들이 가득하고, 게다가 장을 보기 위해 마트에라도 들르면 그 많은 식품에서 눈을 떼기가 정말 쉽지 않기 때문이다.

서양의학은 질병의 상태를 병(病)과 무병(無病)으로 나눈다. 그래서 어딘가 아프면 그 부위가 아픈 것을 병으로 보고 그 아픈 요소를 약물요법이나 수술로 없애면 된다. 병이 무병이 되니 치료가 끝난 것이다.

하지만 대체의학이나 자연요법은 병을 그렇게 바라보지 않는다. 사람은 건강할 때도 있고 아플 때도 있다. 잠시 몸 상태가 나쁜 것은 몸이 자기 안에 있는 나쁜 독소를 제거하는 과정에서 나타나는 일시적인 현상이라고 본다. 따라서 감기가 걸려도 약을 먹지 말고 나을 때까지 적당히 몸을 관리하며 그냥 기다리면 된다. 자기 치유력을 가지고 있는 몸이 다시 균형을 잡아주기 때문이다.

그런데 많은 사람들은 서양의학이 말하는 병에 익숙해져 있다. 그래서 조금만 아프면 병원에 가 치료를 받고 그게 나으면 일상으로 돌아가 길든 습관대로 섭생한다. 나는 이런 사람들에게 내가 개발한 심신 정화 해독 프로그램을 수십 차례 해본 적이 있다. 좀더 건강해지고 싶다거나 뭔가 체질 개선이 필요하다거나, 몸에 이상이 있는 것 같은데 그것을 자연요법으로 극복해 보고 싶다거나 하는 사람들을 모아서 했다.

때로는 3박 4일, 때로는 일주일, 때로는 보름씩 단식을 하고 나서 수료식을 하는 날 나는 보식 강의를 하면서 마지막에 이 말을 꼭 덧붙였다. 자연식의 기본 원칙을 충실히 지키는 과정에서 가끔 흰 쌀밥으로 돌아가곤 하는데 그러지 말고 꾸준히 현미밥을 먹으라는 것이다. 그러면 그들은 굳게 다짐을 하고는 일상으로 돌아간다.

보식하고 나서 그 뒤 얼마 동안은 내 지침이 잘 지켜지는 것 같은데,

아주 오랜 시간이 지나면 현미밥을 멀리하는 경향이 나타나곤 했다. 암 환자를 제외하고는 대부분 사람들이 그렇게 한다는 것이다. 물론 그들은 항변한다. 백 퍼센트 현미밥은 아니지만, 현미를 넣은 잡곡밥을 열심히 먹고 있다고 말이다. 그러면서 하소연한다. 집에서 현미잡곡밥을 먹다가 밖에 나가 흰 쌀밥을 맛보면 그 부드러운 유혹을 쉽게 이길 수 없다는 것이다.

현미밥을 먹어야만 자연식 식단의 균형이 맞추어지는데, 자꾸 흰 쌀밥의 유혹에 넘어가는 것을 보고 나는 새삼 그 심각성을 어떻게 일깨워야 할지 고민이 쌓여가기 시작했다. 이런 와중에 나는 학교 현장에서 일하는 교사들을 많이 접하게 되었다. 그들은 친환경 무상급식을 주장했고, 나는 그들이 논리를 마련하는데 조언을 해주었다.

지금은 친환경 무상급식이 이루어지고 있지만, 그때만 해도 그렇지 못했다. 친환경 식자재는 값이 비싸 운영에 어려움을 겪을 수 있다는 것이었다. 하지만 친환경 무상급식을 주장하는 사람들의 논리가 우선했다. 조금 비싸더라도 성장기 아이들에게 좋은 것을 먹여야 한다는 논리 앞에서는 반대가 있을 수 없었다. 또한, 그럴 정도의 국가 재정은 있었기에 큰 문제가 되지 않았다.

그런데 이번에도 역시 문제는 현미였다. 좋은 식자재로 좋은 식단이 차려졌지만, 백미가 자주 등장하는 식단은 아이들에게 최상의 식단이라고 할 수 없기 때문이다. 하지만 친환경 무상급식을 주장하는 사람들이나

내 몸을 살리는 셀프힐링 자연현미

유기농을 만들고 보급하는 사람들 모두가 이러한 문제의 본질을 놓치는 것 같았다. 어른들도 먹기 힘들어하는 현미밥을 모든 아이들에게 먹도록 하면 그 저항이 만만치 않을 것 같다는 것이다.

나는 고민을 멈출 수가 없었다. 쌀의 좋은 영양소는 쏙 빼놓고 탄수화물만 가득한 흰 쌀밥은 먹으면 먹을수록 배만 부르게 할 뿐 백해무익한데도 왜 사람들은 그 대체 방안을 찾지 않으려고 하는 것일까? 곡채식 중심의 자연식 식단에서 그 곡식이라는 것이 실은 현미인데도 왜 사람들은 백미도 곡식에 포함해 문제를 제기하지 않을까?

고민 끝에 나는 결심을 했다. 단순히 현미의 효능만을 말하는 것이 아니라 자연식과 쌀에 대한 기본 인식을 바꾸기로 한 것이다. 그 틀에서 현미를 인식해야만 주식으로 현미밥이 우리 밥상에 올라올 것 같았다.

하지만 문제는 여전히 있었고, 나는 그 문제의 핵심을 어느 정도 간파했다. 모두가 절대 평화를 원하지만, 그것은 목표이자 바람일 뿐 현실에서 이루어지기 어렵다는 것을 알듯이 항상 현미밥만을 먹자는 주장 또한 목표이자 바람일 뿐 그것이 현실로 되기는 어렵다는 것을 말이다. 그래서 스스로 생각을 바꾸었다. 현미밥을 먼저 먹으면 좋지만, 그게 어려울 경우 현미의 효능을 고스란히 우리 몸에 끌어들이는 방법을 찾기로 했다는 것이다. 그 이야기를 제대로 하기 위해 먼저 다음 장에서는 우리가 잘 몰랐던 쌀의 역사와 백미가 주식으로 등장한 배경, 그리고 현미가 왜 우수한지 짚어보도록 할 것이다.

안타까운 것은 공기 그릇에 남아 있는 밥이다. 한 톨의 쌀이 생산되기 위해서는 한 해가 꼬박 필요한데, 사람들은 그저 밥 많이 먹으면 살이 찐다며 밥을 외면한다.

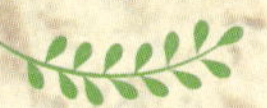

3장
쌀이 천대받고 있는 현실

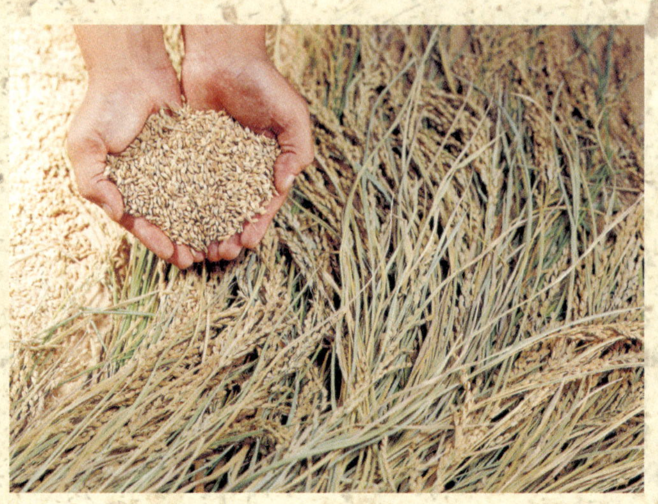

오매불망 쌀밥이 뒷전으로 밀려나다

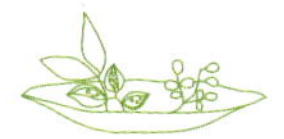

내가 운영하는 밥집이야 뷔페식이고 게다가 음식을 남기면 책임을 부과하는지라 크게 문제가 되지는 않지만, 여느 밥집의 풍경을 떠올려보면 눈살을 찌푸리는 일이 있다. 바로 처치 곤란한 음식 찌꺼기다. 지구 어느 곳에서는 먹을 게 없어서 굶어 죽어가고 있는데, 우리네는 애써 만든 음식을 마구 버리고 있는 것이다. 이런 행위는 분명 죄악이라고 할 수 있다.

그 중 특히 안타까운 것은 공기 그릇에 남아 있는 밥이다. 한 톨의 쌀이 생산되기 위해서는 한 해가 꼬박 필요한데, 사람들은 그런 과정을 아는지 모르는지 그저 밥 많이 먹으면 살이 찐다며 밥을 외면한다. 그러면 무엇으로 배를 채우는가? 잡곡류, 육류, 밀가루 음식, 어류, 채소, 과일 등등 이렇듯 밥 이외에 다른 것으로 끼니를 해결한다.

우리 귀에 익숙한 말이 있다. 어느 가수가 불러 유명해진 '신토불이'다. 어원이야 어렵지만, 간단히 말해 우리 땅에서 나는 것을 우리가 먹어야 한다는 것이다. 이유는 간단하다. 우리가 사는 땅에서 나는 작물과 우리의 몸이 체질적으로 잘 맞기 때문이다. 한마디로 거부 반응이 덜해서 제 땅에서 나는 것을 먹으면 무병장수할 수 있다는 것이다.

오늘날 신토불이란 말은 단순히 먹을거리와 건강에만 국한되지 않는다. 지구의 가장 큰 골칫거리인 온난화를 막을 수 있기 때문이다. 지구 반대편에서 생산된 농작물이 우리에게 오기까지 얼마나 많은 석유가 소비될지 조금만 생각해 보면 그 답이 나온다.

푸드 마일리지라는 게 있다. 식품이 생산된 곳에서 어느 소비자의 식탁에 오르기까지의 거리를 나타내는 것이다. 이 거리가 멀면 멀수록 이산화탄소 배출량은 많아진다. 2010년 기준으로 한국인 1인당 식품수입량은 468kg으로 집계되었다. 2001년(410kg)에 비해 14%나 증가한 것이다. 이는 당연히 푸드 마일리지가 높다는 것을 의미한다. 신토불이라는 말은 이제 꺼내기조차 부끄러워졌다.

2010년 기준 우리나라의 식량 자급률은 54%이고, 곡물 자급률은 29%에 불과하다. 그런데 놀랍게도 쌀 자급률은 95%가 넘는다. 이는 다시 말해 쌀만 제대로 잘 먹어주어도 식량 자급률을 높일 수 있고, 그것은 곧 먹는 것만으로도 지구 온난화 방지에 작은 기여를 할 수 있다는 것이다. 굳이 시간을 내어 환경운동 캠페인을 하지 않아도 말이다.

하지만 우리나라 쌀 소비량은 점점 줄어들고 있다. 국민 1인당 연간 쌀 소비량이 1970년 134.8kg을 최고로 매년 감소해 2011년에는 절반가량 감소한 71.2kg으로 나타났다. 이를 가격으로 환산하면 우리나라 사람들은 하루에 475원어치의 쌀을 소비하는 셈이 된다. 500원짜리 탄산음료보다 못한 신세로 전락한 것이다.

그렇다면 우리가 밥을 지어 먹지 않는 쌀은 어떻게 소비가 될까? 에틸 알코올 등을 생산하는 주정 제조업, 떡 공장, 도시락 및 식사용 조리 식품, 탁주 등을 만드는 데 주로 쓰이며, 전체 쌀 소비량의 84%가 이 분야를 차지하는 것으로 나타나고 있다.

쌀 소비량이 점점 줄어드는 것, 다시 말해 밥을 적게 먹는 식사법이 과연 우리에게 좋은 것일까, 나쁜 것일까? 당연히 좋지 않다. 쌀처럼 인간에게 유익한 작물이 없는데도 그것을 멀리함으로써 우리가 얻은 것은 각종 질병과 성인병들이다. 쌀 소비가 줄고 밀가루와 육류 소비가 늘어나는 최근 몇 십 년 동안 이른바 식생활 '습관병'이라고 해서 비만, 당뇨, 심혈관계 질환 등을 앓는 환자가 점점 더 많아졌다. 그전에는 없던 풍경들이다. 밥그릇 위로 봉긋 솟은 고봉밥으로 건강을 지키던 우리 조상들, '밥심'으로 살아야 하는 우리가 밥을 외면함으로써 얻은 참혹한 모습들이다.

그렇다면 이러한 화는 누가 자초한 것인가? 그 역사를 간략히 더듬어 보기로 하자.

한반도를 꾸준히 지켜온 쌀

한반도에 살았던 우리 조상들은 오랫동안 농업을 중심으로 공동체를 꾸려왔고, 그 중심에는 벼농사가 있었다. 쌀의 재배 역사는 1만 년 전 중국 남부의 윈난에서부터 인도의 아셈에 걸친 동남아 지역에서 시작되었다고 추정하는데, 최근 충북 청원에서 1만 5천 년 전의 재배 볍씨가 나왔다고 한다. 이렇듯 벼농사의 역사가 상당히 오래된 것만은 분명하다.

하지만 쌀의 역사가 시작되었다고 해서 그 당시 모든 사람들이 쌀밥을 먹을 수는 없었다. 농사 기술의 부족으로 생산량이 많지 않았기 때문이다. 그래서 사람들은 쌀밥 대신 조, 콩, 보리 등의 잡곡으로 밥을 지어 먹었다. 쌀밥은 왕과 귀족들의 차지였다. 통일신라에서는 북부에 사는 사람들은 조, 남부에 사는 사람들은 보리, 그리고 귀족층은 쌀을 먹는 식이었다.

미루어 짐작하건대 쌀이 몸에 좋다는 것을 알기에 지배계층이 쌀을 먹었을 것이다. 거칠고 조금만 먹어도 금방 배가 부르고 소화에 어려움을 겪는 또 다른 잡곡에 비해 먹기에도 편했을 것이다. 고려 시대에도 역시 생산량의 문제 때문에 쌀은 귀한 대접을 받았다. 이때 쌀은 물가의 기준은 물론 관리들이 받는 봉급이기도 했다.

이러한 쌀이 대중적으로 확산한 시기는 조선 시대였다. 농업을 중심으로 하고 유교를 지배 이념으로 삼아 나라를 꾸려갔던 조선은 새로운 농사법을 개발했다. 물 논에 직접 볍씨를 뿌리는 수경법과 모내기를 통해 벼를 재배하는 이앙법을 병행하면서 쌀이 단위면적당 최고의 생산 작물이 되도록 했다. 그렇게 쌀의 생산량이 전보다 획기적으로 늘었지만 그래도 여전히 모든 백성이 쌀을 배부르게 먹지는 못했다.

한때 우리는 '이팝에 고깃국'이라는 말을 자주 들었다. 70년대 남북한 지도자들이 내걸었던 가장 큰 목표였다. 물론 '이팝에 고깃국'은 북한에서 나온 말이었지만, 표현만 다를 뿐 그 무렵 남북한의 최대 과제는 굶주림에서 탈출하는 것이었다.

여기서 왜 뜬금없이 이런 말을 꺼내느냐 싶기도 하겠지만, '이팝'의 어원은 조선 시대까지 거슬러 올라간다. '이팝'은 '이밥'을 말하고 그것은 쌀밥을 가리킨다. 5월 중순에서 6월 무렵 거리에서 볼 수 있는 이팝나무의 그 '이팝'과 같은 의미다. 이팝나무의 하얀 꽃이 이밥을 닮았기 때문이란다.

그렇다면 이밥은 무엇인가? 이씨 성을 가진 사람들이 주로 먹는 밥이다. 왕과 그 친척들, 또는 일부 양반들을 지칭한다. 다시 말해 조선 시대까지만 해도 쌀밥은 역시 소수의 전유물이었다.

　5백 년 역사를 가진 조선이 대한제국을 거쳐 역사에서 사라지고 일제 강점기가 시작된 무렵 일본은 조선의 쌀을 일본으로 강탈해가기 시작했다. 한반도의 비옥한 땅에서 나는 쌀이 맛이 좋았기 때문이었다. 거의 강제적으로 빼앗다시피 했으니 일본 사람들은 저렴한 가격으로 모든 국민이 골고루 쌀밥을 먹었을 것이다.

　그런데 이때 일본 사람들이 참으로 치사한 짓을 했다. 여전히 좁은 범위이지만 조선 사람들 사이에 주식으로 자리 잡기 시작한 쌀에 대한 왜곡된 정보를 퍼트렸다. 쌀밥을 많이 먹으면 머리가 나빠지고, 과식하면 건강을 해친다는 것이었다. 보릿고개를 넘길 때 먹었던 풀뿌리와 나무껍질이 오히려 몸에 좋다는 역선전까지 했다. 이 모든 게 쌀을 거저 얻으려는 고도의 수작이었다. 무소불위의 식민지 권력이 그렇게 떠들어대는 바람에 그 말에 깜박 속아 넘어가는 사람들도 있었다고 한다.

　자기가 피땀 흘려 농사지은 쌀을 눈앞에서 빼앗기는 농민의 아픈 역사는 1945년 해방이 되고 나서도 이어졌다. 1948년 대한민국 정부가 들어서기 전까지 3년 동안 남한은 미 군정이 다스렸는데, 이때 미 군정은 농촌에서 생산된 쌀을 공출하여 도시로 반입하였다. 식량 부족으로 인한 도시의 폭동을 우려했기 때문이었다. 이런 현상은 이승만 정부 때까지도 이어졌고, 급기야는 공무원 월급이 모자라면 조선 시대처럼 쌀로 대신하기도 했다.

　1960년대 초 미국에서는 '처치 곤란한 잉여(embarrassing surplus)'

라는 신조어가 생겨났다. 서양 사람들의 주식인 밀이 너무 많이 생산되는 바람에 어떻게 할지를 몰랐다. 하지만 기막히게도 밀을 처치할 방안이 나왔다. 유럽을 겨냥했던 그 밀을 대한민국이 들여오기로 했다. 물론 한국전쟁 직후부터 미국의 원조 물자로 밀가루가 우리나라에 상륙하기 시작했지만, 국가에서 적극적으로 밀을 들여오기로 한 것은 60년대 들어서였다.

사정은 이랬다. 1961년 5·16 군사쿠데타를 일으킨 박정희는 군정 시기가 끝나자마자 선거를 통해 대통령이 되었다. 하지만 15만 표차로 근소하게 이겨 불안했다. 더군다나 그해에는 태풍이 한반도를 덮쳐 수십만 명의 수재민이 발생했다. 당연히 흉년이 들었다. 박정희 대통령은 뭔가 국민들의 마음을 사로잡을 시급한 대책이 필요했다. 그는 미국에 도움을 요청했고, 미국은 이번에도 밀가루를 거의 공짜로 주었다. 박정희는 수재민들에게 밀가루를 구호품으로 주었고, 남는 것은 몇몇 기업에 헐값으로 넘겼다.

국민들은 좋아했다. 당장 배고픔을 이겨낼 수 있었기 때문이었다. 그런데 문제가 발생했다. 밀가루를 거의 독점한 기업이 가격을 올려 국민들에게 팔았다. 폭리를 취했다. 설탕과 시멘트도 마찬가지였다. 사람들은 이를 '삼분폭리사건'이라고 부른다. 새로운 맛을 보여주고, 그 맛을 잊을 수 없는 사람들을 상대로 사기를 쳤으니 국민들의 시선이 그들 기업을 바라보는 눈이 곱지는 않았을 것이다. 하지만 정부와 결탁한 그 기업은 승승장구했다. 폭리의 대가로 정치자금이 만들어졌으니까 말이다.

박정희 정부의 목표는 두 가지였다. 강한 반공 국가의 건설과 경제성장이었다. 그러다 보니 농업이 해체되고 공업화가 빠른 속도로 진행되었고, 수출 중심의 경제정책을 취하다 보니 대외의존도가 심화되었다. 이는 다시 말해 외국에 공업제품을 수출하는 대신 그 나라의 농산물을 의무적으로 수입해야 한다는 것을 말했다. 그 주요 농산물은 다름 아닌 밀가루였다.

미국에서 넘쳐나는 밀가루 소비를 위해 박정희 대통령은 절미운동이라는 정책을 펼쳤다. 하지만 절미운동이 이때부터 시작된 것은 아니다. 조선시대에 가뭄이 들 경우 임금님이 쌀밥을 안 먹으면 그게 절미운동이고, 일제강점기 때 쌀을 강탈해가기 위해 쌀을 적게 먹으라고 한 것도 절미운동이고, 이승만 정부 때 식량 부족으로 인한 폭동을 막기 위해 쌀 소비를 억제한 것도 절미운동이다. 하지만 박정희 대통령처럼 철저하게 절미운동을 펴나간 경우는 없었다.

절미운동이 단지 밀가루 소비만을 위한 것은 아니고 식량 자급률을 높인다는 목표도 있었지만, 여하튼 당시의 절미운동은 전 국민의 일상에 깊숙이 스며들어 있었다. 혼식, 즉 밥을 지을 때는 반드시 보리, 콩, 조 등의 잡곡을 섞어야 했고, 일주일에 서너 번은 밀가루로 만든 분식을 반드시 먹어야 했다. 이를 어길 경우 그 사람은 친일파보다 더한 매국노가 되는 것이었다.

사람의 입맛을 강제로 바꾸기 위해 국가는 새로운 교육 방침을 세웠다. 일제강점기처럼 쌀에 대한 거짓된 정보를 서슴없이 퍼뜨렸다. 쌀밥을 많이 먹으면 머리가 나빠지고, 밀가루를 많이 먹으면 서양 사람처럼 키가 커지고 건강에 더 좋다는 식으로 말이다. 사람들은 그 말을 충실히 따랐다. 특히 서구의 삶을 갈망하던 부자와 유학파들은 서구식 식사가 앞서가는 조류인 양 젓가락 대신 포크를 숟가락 대신 나이프를 들었다. 그들은 썩썩 고기를 썰며 쌀밥이 아닌 빵을 곁들여 먹었다.

그러면서도 박정희 정부는 쌀 생산량을 늘리기 위해 온갖 방법을 총동원하였다. 그러다가 기존 품종보다 30%나 생산량이 많은 통일벼의 개발과 보급은 쌀 자급률을 높이는 데 획기적으로 기여했다. 이 품종은 열대 지역에 알맞은 인디카 품종과 온대 지역에 잘 맞은 자포니카 품종을 교배해 개발한 것으로 밥맛은 떨어지지만, 병해충에 강해 생산에 큰 문제가 없었다.

드디어 1977년 박정희 대통령은 그전에 지정해 놓은 '무미일(無米日)' 즉 '쌀 없는 날'을 폐지했다. 쌀의 자급률이 백 퍼센트 달성된 것이다. 이때부터 대부분 사람들은 소수의 특권이던 흰 쌀밥을 원 없이 먹기 시작했다. 까칠까칠한 잡곡보다 씹기 편하고 달콤한 것이 입안에서 꿀떡꿀떡 넘어가는 흰 쌀밥에 매료되기 시작한 것이었다.

이렇게 쌀 자급률은 늘었지만, 공교롭게도 식량 자급률은 점점 떨어졌고 아울러 농촌 인구도 눈에 띄게 줄어들었다. 이는 저곡가를 바탕으로 농촌을 어렵게 만들고, 살기 어려워 농촌을 떠난 인구를 저임금 노동자로 만들어 산업화 일꾼으로 활용하는, 이른바 저임금 저곡가 정책 때문이었다. 오랜 숙원이었던 쌀 자급은 성공했지만, 전체 식량 자급률이 떨어진 것은 공업제품 수출 중심의 산업화 정책 때문이었다.

늘었던 쌀 소비가 다시 줄다

어쨌든 절대 빈곤에서 탈출한 우리나라는 80년대 들어 외형상 먹는 것에서는 비교적 여유로웠다. 기형적으로 변한 산업구조 속에서 농촌은 황폐해져 가고 있었지만, 먹을거리만은 풍족했다는 것이다. 그 가운데 쌀 소비는 점차 증가하고 있었다. 그도 그럴 것이 흰 쌀밥 한 번 배불리 먹는 게 소원이었던 대다수 국민들에게 그 소원은 그리 이루기 어려운 게 아니었기 때문이었다. 쌀로 빚은 술을 마시고, 쌀로 만든 떡을 먹고, 쌀로 만든 과자를 먹는 등 오랫동안 가진 자들만의 전유물이었던 그 호사를 일반인들도 가지게 되었으니 그보다 더한 삶의 기쁨이 또 어디 있었을까?

국민들의 식습관이 이렇게 바뀌자 이를 걱정하는 부류가 생겨나기 시작했다. 광주에서 수많은 사람을 학살하며 등장한 전두환 정권이었다. 이들은 폭발적으로 늘어나는 쌀 소비로 인해 혹시 식량 부족 사태가 일어나고 그게 저항의 씨앗이 될까 봐 쌀 소비 억제 정책을 폈다. 그들의 선택은 감자였다. 쌀 대신에 감자를 먹으라는 것이었다. 하지만 국민들은 그것을 받아들이지 않았다.

이 무렵 흰 쌀밥 대신 현미밥을 먹는 사람들이 나왔다. 백미는 쌀의 고유 영양가를 모두 파괴한 탄수화물 덩어리라는 것을 감지한 사람들이었다. 그들은 일반인들이 아닌 부유층이었다. 하지만 그 현상은 확산하지 못했다. 유기농업이 발달하기 전이라 대부분의 농작물에는 농약이 남아 있었다. 특히 현미의 경우 벼의 겉껍질을 한 번만 벗긴 거라 사람들은 현미의 좋은 성분 대신 농약에 대한 걱정이 앞서 현미밥 먹기를 포기했다.

80년대를 넘어 90년대가 되면서 더 많은 먹을거리가 넘쳐났다. 국내의 농축산물 생산 기술의 발달로 생산량이 늘어났고, 또 외국에서 수많은 먹을거리가 들어왔기 때문이었다. 이때부터는 특권층에서 소비되던 먹을거리가 평균화되기 시작했다. 약간의 여유만 있으면 누구나 근사한 레스토랑에서 칼질하며 포도주를 마실 수 있었고, 마음만 먹으면 언제든지 고기를 먹을 수 있었다. 게다가 그 맛까지 기가 막혀 사람들은 자발적으로 쌀밥 대신 밀가루 음식과 고기를 찾기 시작했다. 국가에서 강제적으로 소비를 억제했던 쌀이 사회 환경의 변화로 급격히 그 소비가 줄어들었다.

우리네 전통 밥상이 무너지고 식단이 서구화하는 이 무렵, 놀랍게도 서구는 한국의 전통 식단을 연구했다. 인간의 건강에 이보다 적합한 식단은 없다고 판단했기 때문이었다. 특히 더 기이한 현상은 우리의 쌀 소비량은 줄고 있는데 일본이나 미국의 쌀 소비량은 늘어나고 있었다. 우리가 쌀을 외면하는 사이 다른 나라에서는 쌀의 효능에 새로 눈을 뜨기 시작한 것이다. 쌀을 주식으로 먹게 되면 현대인이 앓고 있는 식생활 '습관병'을 줄일 수 있다고 여겼기 때문이다.

지금까지 한반도에 사는 우리들의 힘이었던 쌀밥의 역사를 간략히 살펴보았다. 쌀밥이 주식이라고 하지만 그 역사는 기실 그리 오래된 것은 아니었다. 그러니까 모두가 즐겨 먹었던 시기가 그렇게 길지 않았다는 것이다. 하지만 우리는 분명 알고 있다. 모두가 그토록 먹기 원했던 쌀, 그 쌀이 우리네 건강을 잘 지켜주는 최고의 작물이라는 것을 말이다.

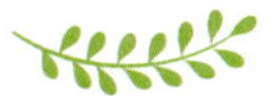

쌀을 항상 먹어야 하는 이유

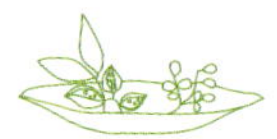

　인류는 분명 발전하고 있고 날이 갈수록 과거와 아주 다른 모습을 하고 있다. 그 발전의 외형적 현상은 앞서 말했듯이 자꾸만 이합집산을 거쳐 새로운 모습이 탄생한다는 것이다. 그 모든 게 인간의 편익 위주로 만들어져 문제가 되고 있지만, 대부분 사람들은 그 문제를 환호하며 오히려 더 적극 변화를 도모하고 있다. 이게 부정할 수 없는 우리의 현실이다.

　그런데 인류가 발전하면 할수록 우리는 과거와 달리 더 다양한 지식을 쌓아야 한다. 편리함과 단순함을 추구하지만, 거기에 도달하기 위해서 복잡한 과정을 거친 제품에 의존해야 한다. 그런 지식을 머리에 넣기 위해 우리는 어릴 때부터 밤낮으로 공부해야 한다. 그렇지 않으면 우리가 만들어놓은 물건을 사용하기도 어렵고, 금방 싫증이 나는 물건을 대신할 능력을 잃어버리고 만다. 모든 걸 하나씩 하나씩 차곡차곡 쌓아왔기에 오늘의 모습이 만들어진다는 것이다.

이 모든 것을 해오면서 우리가 쉽게 간과하고 있는 것이 있다. 자연에서 멀어지면 멀어질수록, 정제되면 될수록 그 식자재는 몸에 해롭다는 것을 말이다. 그러면서도 우리는 그동안 우리가 쌓아온 것을 마음껏 활용하며 그러한 논리를 부정한다. 온갖 영양학적·화학적 지식을 들이대며 말이다. 나날이 늘어나는 평균 수명의 연장을 언급하면서 말이다.

한 세기 전까지만 해도 우리는 우리 몸에 반드시 필요한 영양소가 탄수화물, 지방, 단백질, 비타민, 미네랄이라는 것을 몰랐다. 정확히 말해 그러한 용어가 나오고, 그것에 관해 또 세밀하게 수천 권의 논문이 쌓인 것도 그리 오래된 일이 아니었다.

모두 농업시대에서 공업시대로 넘어오면서 그리되었다. 이른바 과학의 시대로 오면서 그러한 학문이 자리 잡았고, 그것이 우리의 식생활 안내자가 되었다.

우리 몸을 세분화시켜 분석하지 않던 시절 사람들은 아픈 사람들을 보고 밥을 잘 먹으라고 했다. 밥이 보약이라고 했다. 이 말은 영양학을 몰랐던 시대에 나온 말이지만, 영양학적으로 거의 완벽한 식품을 권하는 것이었다. 한 예로 동의보감에서는 인체의 정기(精氣)를 기르는 데 가장 좋은 것은 밥을 지을 때 위로 떠오르는 밥물이라고 했다. ‘정(精)’자를 보면 이는 ‘쌀을 맑은 물에 씻는다’는 뜻이다. 정기는 기력이고, 기력이 없으면 사람들은 몸을 움직이기 힘들어 죽는다.

지금 사람들은 물론 이렇게 말하지 않는다. 자기 몸에 이상이 오면 매우 영양학적이고 과학적으로 말한다. “탄수화물 섭취를 줄여야 해”, “내장 지방을 태워 없애야지”, “고단백 저지방 식품만 먹어”, “미네랄 함유량이 많은 생수만 마셔”, “비타민은 약으로 먹는 게 좋아”, “동물성 콜레스테롤은 몸에 해로워”, “오메가3을 많이 먹어”라고 말하는 식이다. 자기 몸에 조금만 관심이 있으면, 아니 식생활 습관병으로 한두 번 병원을 들락거리면 이 정도는 이제 상식에 속한다.

여기서 문제가 발생한다. 서구 의학과 영양학이 인간의 몸을 잘 분석해 좋은 방향으로 이끌어가고 있는 것만은 분명하지만, 무분별한 적용은 한반도에 사는 우리에게 부적절할 수도 있다. 특히 다른 것은 몰라도 오랜 세월 지역마다 사람의 몸에 다르게 축적되어 전해져온 우수 유전자를 파괴할 우려가 있기 때문이다.

우리 땅에서 나는 곡물과 축산물을 먹으며 우리 땅에 잘 적응하고 있는 몸이 온갖 것이 섞인 식자재로 만든 음식을 먹다 보면 다시 적응해야 하는 기간이 필요하고, 그동안은 여러 문제가 나타날 것이다. 이런 현상을 부추기는 대표적인 것이 우리의 건강을 든든히 지켜준 곡물 섭취, 그 가운데 쌀의 중요성을 외면하게 하는 여러 논리다.

그런데 기가 막히게도 앞에서 말한 것처럼 우리는 근대화 과정에 따른 정치 논리에 의해 새로운 작물을 먹어야만 하는 역사를 가졌다. 우리 몸이 반강제적으로 유전자 구성을 새로 바꿔야 했다는 것이다. 그러다 보니 전에 없던 이상 징후들이 몸에 나타났고, 그것은 곧바로 병으로 규정되었다.

한 예로 우리나라에는 거의 없던 아토피 환자의 급증을 들 수 있다. 산업화로 공기가 바뀌고, 시멘트로 지은 아파트 같은 주거 환경이 요인일 수도 있지만, 밀가루도 아토피를 일으키는 한 요인이다. 보통 한 세대가 30년이라고 하는데, 한국전쟁 직후부터 수입 밀가루를 먹기 시작했으니, 오늘날 아토피 환자들이 대거 생겨나는 것을 보면 이런 이야기가 성립된다고 하겠다.

아시아인은 쌀을 주식으로 해왔다. 이런 아시아인은 소화 효소인 아밀라아제1(AMY1) 유전자가 6개 이상으로, 생선을 즐겨 먹는 북극의 야쿠트족보다 두 배 더 많다. 그래서 아시아에 속하는 우리는 쌀을 먹어도 소화할 때 내장이 부담을 느끼지 않는다.

이러니 밥이 보약이라는 말은 절대 그른 말이 아니다. 그리고 이것은 한 세대에 만들어진 것이 아니라 정말 기나긴 역사를 통해서 우리 몸 안에 자리 잡은 것인데, 이것이 서서히 지각 변동을 일으키고 있으니 그 심각성은 가히 우려할 만하다.

쌀의 주인 자리를 되돌려주자

동양의학이 서양의학과 다른 점은 동양의학에서는 보약 개념이 있다는 것이다. 서양인처럼 무조건 몸에 좋은 음식, 맛난 음식을 탐한 것이 아니라 평소에 건강 식단으로 몸의 면역력을 키워놓았다. 그러니까 몸에 이상 현상이 나타나면 그것을 죽여 병을 고치는 서양의학과 달리 몸이 아프기 전에 미리미리 면역력을 증강해 나쁜 기운이 들어오지 못하게 막는다는 것이다. 그래도 병에 걸리면 그때 약을 지어 병을 다스린다. 곰곰이 생각해보면 참으로 현명하지 않은가? 조금만 신경 써도 병을 미리 예방할 수 있기 때문이다.

그렇다면 우리는 이러한 과학적 사실을 몰라서 우리 몸에 딱 맞는 쌀을 팽개쳤을까? 정치 논리에 의해서만 쌀을 주식의 자리에서 밀어버렸을까? 그렇지는 않다. 정치·경제적 논리로 쏟아지는 밀가루를 주재료로 사용하는 라면, 국수, 스파게티, 피자가 한 끼 식사로 자리 잡고, 고기를 주재료로 사용하는 돈가스, 스테이크, 함박스테이크도 한 끼 식사로 자리 잡고, 생선이 주재료가 되는 생선가스, 회덮밥 등도 한 끼 식사로 자리 잡으면서 쌀은 자연스레 지위를 잃어갔다. 한마디로 사람의 입맛이 변했고, 거기에다가 쌀에 대한 온갖 왜곡된 정보까지 넘쳐났으니 쌀의 위치가 쇠락하는 것은 불을 보듯 뻔했다.

이제 쌀을 제 위치에 돌려놓을 때가 되었다. 쌀을 살려야만 식량 의존도를 낮출 수 있다. 그래야 이 땅에서 안심하게 살아갈 수 있다. 아무리 세계화 시대라고 하지만 우리가 먹을 것을 남의 손, 그것도 자본의 논리에 완전히 사로잡혀 있는 카길 같은 다국적 기업의 손에 맡겨두어서는 안 된다. 그들은 이익을 위해서라면 다른 국가 국민의 건강과 생명은 안중에도 없다.

또 쌀을 살리면 우리 국토를 지킬 수 있다. 무분별하게 개발되는 농촌의 모습을 다시 살릴 수 있다. 수경 이앙농법을 하는 우리에게 논은 홍수 등의 자연재해를 막아주는 역할을 한다. 쌀을 살리면 농촌이 되살아난다. 줄어드는 농촌 인구가 다시 늘면서 농촌에 활력이 생긴다. 폐교가 다시 부활한다.

그렇게 도시 인구가 시골로 유입되어야만 국토가 균형 있게 발달할 수 있다. 숨 막히는 도시에도 숨통이 트이게 된다. 쌀이 주식이 되어 활발히 소비가 이루어진다면 아마 이보다 더 좋은 일들이 생겨날 것이다.

아직 늦지 않았다. 쌀을 멀리하기 시작한 지 아직 두 세대가 지나지 않았으니 우리는 다시 쌀을 주식으로 삼는 민족이 될 수 있다. 또한 이 땅에 사는 다른 민족도 이 땅에 적합한 작물인 쌀을 먹음으로써 건강한 삶을 살 수 있다. 쌀은 이제 아시아를 넘어 세계인의 건강을 지켜줄 새로운 대항마로 떠오르고 있으니까 말이다.

이렇게 쌀에 대한 인식을 바꾸어야만 현미의 중요성이 설득력을 얻게 된다. 현미가 쌀인지도 정확히 인식하지 못하는 사람들이 많은 가운데 곧바로 현미를 이야기하면 이해하기 어려울 것 같아 쌀 이야기를 했다. 우리 몸에 맞는 쌀을 역사적으로 다시 되돌아보고 그것을 먹어야만 좀 더 나은 역사를 만들 수 있다는 올바른 역사의식을 가져야 한다. 쌀소비는 단순히 먹을거리에 국한되는 문제가 아니다. 이것을 인식하지 않고서는 올바른 음식문화를 이야기할 수 없다. 이것을 망각한 음식문화의 발달은 언젠가 우리에게 해를 끼칠 게 분명하다.

건강을 지키고, 땅을 지키고, 어느 정도 자연재해를 이겨낼 수 있는 논농사의 부활과 그것을 가능케 하는 쌀 소비를 늘려야 한다. 쌀의 중요성은 백 번 천 번 강조해도 지나치지 않을 것이다.

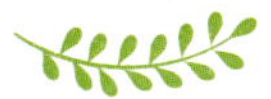

육류 소비를 줄여야 하는 이유

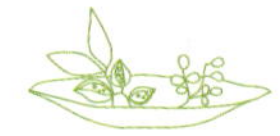

'임금의 하늘은 백성이고 백성의 하늘은 밥이다'

조선 시대 최고 임금으로 불리는 세종이 남긴 말이다. 세종은 조선의 3대 임금이다. 건국 초기인 셈이다. 안정된 나라 운영을 위해서라도 백성들이 굶어 죽는 것만은 막아야 했다. 백성들이 굶어 죽지 않고 열심히 일해 많은 소득을 올리면 세금을 거두기도 한결 수월하기 때문이다. 국고가 든든하면 백성도 나라도 모두가 편안할 것이다.

세종은 이를 위해 몸소 경복궁에서 농사를 지었다. 다양한 농사 기술을 연구해 《농사직설》이란 책을 펴내기도 했다. 이 책의 핵심은 간단하다. 단위면적당 좀 더 많은 수확을 내는 방법에 대한 기록이다. 실제로 세종대왕의 노력은 빛을 보았다. 전에는 해마다 농사를 짓지 못했다. 하지만 재와 인분을 거름으로 써서 해마다 농사를 지을 수 있게 되었다.

세종은 고려 말부터 쓰던 중국의 '수시력'이란 달력을 우리식으로 새로 만들었다. 바로 '칠정산'이다. 이를 위해 세종은 하늘을 관찰하는 천문학 등의 과학 기술을 발전시켰다. 이러저러한 수많은 노력 끝에 세종은 전과 비교해 무려 대여섯 배나 많은 농산물을 수확할 수 있었다.

이제 우리는 이해할 수 있다. 세종이 왜 '임금의 하늘은 백성이고 백성의 하늘은 밥이다'라고 말했는지 말이다. 그것이 왜 진심이 담긴 말인지 말이다. 임금은 백성 없이 존립할 수 없고, 백성은 밥 없이 살아갈 수 없기 때문이다. 서로가 서로에 도움을 주는 관계의 올바른 정립만이 사람 사는 세상을 행복하게 할 것이다.

하지만 요즘 사회는 갈수록 밥의 의미가 좁아지고 있다. 밥을 비롯한 모든 음식을 단순히 몸을 유지해 주는 것, 건강을 지켜주는 것, 몸을 즐겁게 하는 것, 권위를 나타내는 것 등으로 국한해 인식한다. 밥을 생산한다는 것과 밥을 나눈다는 것, 밥을 먹는다는 것에는 인간 사회의 모든 이념과 제도가 녹아 있는데, 이것을 방관하고 있다. 서로가 서로에게 도움을 주어 상생하는 공동체 정신의 의미를 빠르게 퇴색시켜 가고 있다는 것이다.

이런 공동체의 정신은 서양보다는 동양 특히나 우리 조상들에게서 풍부하게 나타나고 있었다. 그런 귀한 정신이 갈수록 빛이 바래지는 것이 안타까웠는지 한 시인은 〈밥〉이란 시를 썼다.

밥

밥은 하늘입니다

하늘을 혼자 못 가지듯이

밥은 서로 나눠 먹는 것

밥은 하늘입니다

하늘의 별을 함께 보듯이

밥은 여럿이 같이 먹는 것

밥이 입으로 들어갈 때에

하늘을 몸속에 모시는 것

밥은 하늘입니다

아아, 밥은 서로 나눠 먹는 것 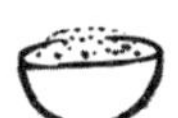

이 시의 핵심은 '밥은 여럿이 함께 먹는다는 것'이다. 그렇다면 밥 먹는 풍경이란 무엇인가? 곡물로 지은 밥도 먹어야 하고, 김치찌개나 된장찌개도 먹어야 하고, 나물 반찬이나 고기반찬도 먹어야 한다. 밥상 위로 젓가락이 오가고, 찌개 냄비에는 숟가락이 들락날락 거린다. 서양 사람들은 그걸 비위생적이라며 비하하는 발언을 하기도 했지만, 우리는 그게 당연한 것으로 여겼다. 서로의 침이 오가면서 서로가 섞였고, 그렇게 정이 싹텄고, 그 정은 공동체 정신으로 모여 상부상조의 사회를 만들어왔기 때문이다.

그런데 이 모든 것이 점차 무너져가고 있다. 사회 현상이 급속히 달라졌기 때문이다. 그 중심에는 새로 쏟아지는 공산품의 등장도 있겠지만, 역시 핵심은 먹을거다. 어느 날부터인가 사람들은 한 냄비에 숟가락이 오가는 것을 싫어하기 시작했다. 이유는 방금 말한 대로 비위생적이라는 것이었다. 애초에 없던 이런 관념이 우리에게 왜 생겼을까? 그것은 육류의 소비량과 깊은 관련이 있다.

우리 조상들은 고려 시대에 국교가 불교라 거의 고기를 먹지 않았고, 조선 시대도 농사를 장려하느라 소고기는 일부만 먹었고, 다른 고기는 사육 수가 많지 않아 자주 먹지 못했다. 그러다 보니 고기 먹는 법이 간단했다. 삶거나 구워서 만드는 요리가 거의 전부였다.

그런데 근대에 들어서 삶은 고기와 구운 고기를 대신하는 게 생겼다. 돈가스와 스테이크의 등장이었다. 이 음식은 한 접시에 한 사람만의 분량이 담긴다. 그리고 접시 옆에는 나이프와 포크가 놓인다. 각자 썰어서 먹으면 된다. 숟가락이 풍덩 풍덩 냄비에 담길 일은 없다. 위생적으로 보인다. 서로가 섞일 일이 전혀 없다. 간혹 말하다가 멀리 침이 날아가지 않으면 모를까, 같이 앉아 있지만, 따로 있듯이 있다가 식사를 하고 일어나면 끝이다.

우리는 이런 모습이 잘 사는 법, 멋있게 사는 법이라고 느껴야 했다. 각종 드라마나 영화에서 그렇게 만들었다. 은은한 조명 아래 클래식이나 재즈가 흘러나오고, 단정한 옷차림으로 우아하게 칼질을 해대는 모습을 우리는 추구해야 했다. 그래야만 선진국이 되는 것으로 여겼다. 스테이크와 함께 건너온 서구의 교양을 내 몸에 스미게 하는 것 같았다. 그렇지 않으면 비위생적인 음식 문화에서 벗어나지 못하고, 그런 세월이 지속하면 시대에 뒤떨어지는 인간으로 남아야 했다. 그것은 견디기 어려운 모욕이기도 했다.

왜 이런 것들이 가능했을까? 서구 영양학의 도입으로 사람들은 단백질 섭취를 중요시 했고, 그것이 과다한 육류 소비를 촉발시켰기 때문이었다. 그래서 사람들은 고기를 구워서 먹기도 하고 삶아서 먹기도 하고 튀겨서 먹기도 하고 피 흥건한 채로 먹기도 했다. 동물 단백질을 먹어야만 강한 힘을 가지고 건강하게 살 수 있다고 스스로 최면을 걸었다는 것이다.

이러한 논리 이면에는 다국적 육류 생산자의 간교함이 숨어 있지만, 사람들은 그것을 깊게 생각하지 않는다. 서구인처럼 고기를 많이 먹어야 키도 크고, 힘도 세지고, 머리도 좋아지고, 그래야 선진국 시민이 될 수 있을 것이라는 착각에 휘말려 들었다. 겉보기에도 서양인들은 몸집이 컸고, 외형상 우리보다는 잘사는 것처럼 보였기 때문이다.

최소한의 환경 운동

우리 조상들은 고기를 그리 많이 먹지 않았다고 했다. 그러한 식습관이 우리 몸에도 유전적으로 배어 있을 것이고, 그것은 곧 우리 건강을 지켜주는 준거가 되기도 할 것이다. 이는 달리 말해 우리 조상은 곡채식 위주의 식사를 했다는 의미이기도 하다. 내가 늘 말하는 식사법의 황금 비율, 즉 80%의 곡채식과 20%의 동물성 식단을 잘 지켜왔다는 것이고, 그것이 자연스레 현재 자연식 운동의 근거가 된 것이다.

모든 육류를 끊는 완전 채식은 종교나 기타 등등의 신념이 있지 않고서는 정말 하기 힘들다. 인간은 본래 잡식 동물로 만들어져 있기 때문에 고기 자체를 거부하기 힘들다는 것이다. 인류 최초의 먹을거리가 무엇이었는지 밝혀내기는 어렵지만, 학자들은 대략 이렇게 추정한다. 최초 인류는 사냥과 채집을 통해 굶주림을 면했을 것이라고 말이다. 이는 동물성과 식물성을 다 섭취했다는 것이다. 여기서 동물성과 식물성의 비율이 정확히 어땠는지는 확인할 길이 없다.

인간의 치아는 사랑니를 포함해 모두 32개다. 곡식을 씹는 어금니가 20개, 채소를 씹는 앞니가 8개, 고기를 씹는 송곳니가 4개다. 이를 굳이 비율로 따지면 인간은 음식 가운데 15~20%만 고기를 먹으면 된다. 또한, 인간의 창자는 육식동물보다 길다. 소화 과정이 길기 때문이다. 따라서 채식에 가깝게 설계된 인간이 육류를 많이 먹으면 건강에 해로운 것은 자명한 일이다.

이런 명확한 사실이 있는데도 사람들은 고기를 선호한다. 고기만 세상에 쏟아져 나오는 것 같다. 거리의 모든 식당의 주요 메뉴는 고기다. 고기를 전문적으로 팔지 않는 식당에 가도 고기에서 벗어날 수 없다. 각종 전골이나 찌개의 육수를 고기로 우려내기 때문이다. 그래서 채식주의자는 밖에서 식사하기가 힘들다.

왜 이런 현상이 일어날까? 본래 채식에 가까운 인간이 육식동물로 변해가는 이유, 그것은 누차 이야기했지만, 바로 자본의 논리, 시장의 논리다. 자본주의 시대에 살고 있으니 음식이 상품이라는 것에서 절대 자유로울 수 없다. 무조건 많이 생산해 많이 먹어 없애면 누군가는 부를 축적하기 때문이다. 또한, 그것을 먹는다고 해서 사람들이 죽어 나가지는 않으니 말이다.

열악하고도 끔찍한 환경에서 사육된 고기가 우리 몸에 좋을 리 없다. 이제 우리는 그 틀에서 벗어나야 한다. 그것은 다시 쌀의 소비를 늘리는 것이다. 그래야만 우리의 건강을 되찾을 수 있고, 상부상조와 공동체 정신이 풍부한 우리 조상의 유전자를 회복시킬 수 있다. 함께 노래를 부르며 모내기를 했고, 가을걷이했던 풍경을 되살릴 수는 없지만, 쌀을 꾸준히 소비하는 행위를 통해 우리는 그동안 잊고 지냈던 우리의 공동체 정신을 회복할 수 있지 않을까? 서로 협력하는 두레 정신 같은 것 말이다.

인간은 생존경쟁을 통해 발전해오지 않았다. 역사는 협력을 통해 더 많은 발전을 이루어왔다. 지금도 사람들은 협력을 통해 역사를 발전시키고 있다. 우리 몸의 세포 자체가 독립적으로 생존하기 힘들다. 서로 성분을 교환해야만 우리 몸은 움직일 수 있다. 따라서 생존경쟁을 강조하는 것은 그릇된 논리다. 그 그릇된 논리를 바로잡는 첫걸음, 그것은 밥이 하늘이라는 진리를 다시금 깨닫고 열심히 쌀을 먹는 행위일 것이다.

한때 광우병 파동으로 우리나라가 시끄러운 적이 있었다. 그 뒤로 채식주의자가 많이 생겨났다고 한다. 하지만 나는 많은 채식주의자보다는 고기를 덜 먹는 사람들이 더 많이 생겨났으면 하는 바람이 간절하다. 그 대용품은 다시 말하지만 쌀이다. 식생활 습관병을 이기고, 오염된 땅을 되살리고, 지구 온난화를 막는 최소한의 행위, 즉 쌀 소비를 위해 더 노력하는 사회가 되었으면 한다.

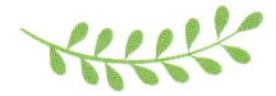

왜 흰 쌀밥을 선호해 왔는가

물가는 물건의 가격을 말한다. 물가의 오르내림 때문에 사람들은 매일매일 희비가 교차한다. 그렇다면 이 물가는 어떻게 결정되는가? 복잡한 과정을 거칠 것이다. 하지만 두 가지 정도는 간단히 추정해볼 수 있다. 희귀한 재료로 어려운 기술을 동원해 소량만 만들었는데 사람들이 애타게 갖고 싶으면 비싼 것이고, 흔한 재료로 대량으로 물건을 만들었는데 그것 역시 인간에게 꼭 필요한 것이면 값이 쌀 수밖에 없다.

물가 선정 기준이 이렇게 간단하면 얼마나 좋을까? 하지만 현실은 그렇지 않다. 탐욕의 논리, 자본의 논리, 시장의 논리가 뒤섞여 엉망진창이 되는 경우가 많다. 많이 가진 자가 더 많이 가지려고 욕심을 부리기 때문이다. 그래서 인류에 필요한 물품이 넘쳐나는 데도 사람들이 부족함을 느끼게 하고 그 부족함을 또 다른 생산품으로 충족시켜준다며 유혹한다.

그렇게 신상품이 세상에 선보이는 속도는 빨라지고, 그만큼 쓰레기는 거대한 태산처럼 쌓여만 간다. 그때마다 소비 촉진을 위해 적정한 가격이 정해지고, 그 소비 행태에 따라 경제구조는 기형화된다. 이것이 깊어갈수록 많이 가진 자는 더 많이 갖게 되고, 적게 가진 자는 상대적으로 전보다 더 적게 가지게 된다. 부익부 빈익빈 현상이 갈수록 심화한다는 것이다.

인류 역사는 어찌 보면 부자와 가난한 사람들이 공존하는 역사다. 권력을 가진 자와 권력을 갖지 못한 자가 어울려 살아야 하는 불평등의 역사다. 많이 가진 자는 더 많이 가지려고 하고, 덜 가진 자는 더 많이 가지려고 애쓰는 투쟁의 역사다. 남이 갖지 못한 것을 자신이 소유하면 소유할수록 더 잘 사는 것으로 여겨 뭔가를 빼앗으려는 전쟁의 역사다. 오래전 이런 소유는 정복과 강탈로 가능했다. 지금은 보이는 않는 시장의 논리로 소유를 넓히려고 하고 있다. 안타까운 이야기이지만 인류는 이런 본능적인 욕구를 실현하는 과정에서 문명의 발전을 가져왔고, 그것이 일상의 변화를 늘 불러일으켰다.

그런데 참으로 기이한 것이 있다. 남들이 소유하지 못하는 것을 소유함으로써 남들보다 빛나 보이고 싶은데, 묘하게도 그것이 오히려 해가 되는 경우가 있다. 다름 아닌 흰 쌀밥이다. 뽀얗고 기름기가 좌르르 흐르는 흰 쌀밥이 보기에도 먹기에도 좋았지만, 오히려 누렇고 꺼끌꺼끌한 현미밥보다 못한 것으로 드러났기 때문이다. 하지만 이 흰 쌀밥은 애초에는 부의 상징으로 등장했고, 그것을 누리고자 많은 사람들이 뒤따라 했다.

그런 역사를 조선 시대 초기로 거슬러 올라가 대략 살펴보자. 조선 시대 초기는 쌀밥 자체를 임금과 일부 양반만 먹을 수 있었다. 쌀 생산량이 많지 않아 전 백성이 먹을 수 없었기 때문이다. 그리고 임금과 양반이 먹는 쌀밥도 현재의 흰 쌀밥과는 달랐다.

그 무렵 도정이라는 것은 디딜방아, 연자방아, 물레방아를 이용하는 것이었다. 벼가 하얀 쌀이 되려면 많은 노력이 필요했다. 그래서 양반들은 주로 7분도 정도의 쌀밥을 먹었다. 하지만 쌀밥을 먹는 것 자체가 부의 상징이었고, 그것도 일반 백성이 가끔 먹는 쌀밥보다는 덜 꺼끌꺼끌했으니 자신의 위상을 돋보이게 하는 데는 그만이었을 것이다.

조선 시대 말에 이르러 쌀밥은 한양도성의 안과 밖을 나누는 기준이 되었다. 도성 안 사람들은 대부분 쌀밥을 먹었고, 도성 바깥사람들은 잡곡밥을 먹었다. 하지만 이것도 극히 일부 사람들의 이야기다. 대부분 백성들은 명절이나 제사 같은 특별한 날이 되어야 쌀밥을 구경할 수 있었다. 평상시 식단은 조, 콩, 고구마, 감자 등의 곡물이나 자연에서 나는 초근목피였다. 쌀농사를 짓는 사람은 백성들인데 왜 그들은 쌀밥에서 멀어졌을까? 과도한 세금 때문이었다. 그 세금의 주요 기준은 늘 쌀이었다.

이런 현상은 우리에게만 있는 것이 아니다. 일본도 마찬가지다. 17세기 무렵 일본에서는 정미라는 게 유행했다. 수작업으로 현미를 긁어 쌀겨 층을 벗겨내는 것이다. 요즘 식으로 대략 7분도 쯤 하는 백미가 만들어진 것이다. 이 백미는 당연히 부자들의 차지였다. 이때부터 쌀은 곧 백미라고 했고, 백미는 고급품으로 인식되었다. 일본의 가난한 백성들 역시 조선의 백성과 마찬가지로 현미에 잡곡을 섞어 먹었다. 하지만 부자들에게 찾아온 각기병은 피할 수 있었다.

부드러운 게 씹기도 좋아

부드럽고 하얀 음식을 선호한 것은 동양뿐만이 아니었다. 밀이 주식인 서양에서도 마찬가지였다. 세계에서 생산되는 90%의 밀은 주로 빵을 만드는 재료로 쓰이고 있다. 부드러운 빵을 만들기 위해서는 밀을 부드러운 가루로 만들어야 한다. 그래서 사람들은 밀의 씨눈과 겨를 제거해버렸다. 밀은 자연 상태에서는 약간 노란색을 띤다. 이것을 하얗게 바꾸기 위해 표백제를 쓰기도 하고 제빵 과정 중에 염화 프로피온 같은 화학물질을 첨가하기도 한다. 변질을 막기 위해서다. 이런 밀가루는 보존과 제빵 품질에서는 뛰어날 것이다. 하지만 밀의 모든 영양소를 가지고 있는 통밀보다는 당연히 영양이 떨어진다. 백미와 현미의 관계처럼 말이다.

흰쌀이나 하얀 밀가루 역시 처음에는 소수가 접할 수 있는 식자재였다. 다시 말하지만, 현미나 통밀보다 몇 차례의 작업 과정이 더 있기 때문이다. 그런데 근대에 이르러 공업이 발달하고, 각종 기계가 생산되면서 도정 기술 또한 발달하게 되었다. 이것은 바로 흰쌀과 하얀 밀가루의 대량 생산을 의미하는 것이었다. 그렇게 사람들은 자신의 식탁에 흰 쌀밥과 하얀 밀가루로 만든 빵을 올려놓았다.

지금 보릿고개를 기억하는 젊은 세대는 없다. 보리 자체를 거의 먹지 않는데 그런 것을 어떻게 기억하겠는가? 이 보릿고개를 없애는 데 많은 노력을 한 사람이 박정희 대통령이다. 앞에서 나는 그가 우여곡절 끝에 1977년 쌀 자급률 100%를 달성했다고 말했다. 이른바 개발도상국의 식량 생산 개혁 방안이었던 녹색혁명을 완수했다는 것이다. 이는 보릿고개의 퇴장을 말한다.

하지만 얻은 것이 있는 만큼 잃은 것도 많았다. 마을 단위의 공동체 정신, 수많았던 한반도의 토종 작물들, 지역의 균형적인 발전, 균등한 분배, 헌법의 기본권 등 말이다. 이는 우리 삶이 전반적으로 물질에 치우친 삶이 시작된 시점이라고 볼 수도 있을 것이다.

녹색혁명으로 인한 여러 현상 가운데 하나로 사람들이 때를 만났다는 듯이 흰 쌀밥만을 먹었다. 특히 흰 쌀밥은 가난한 사람들에게 더 많은 환영을 받았다. 오랫동안 부자들의 전유물로 여겼던 흰 쌀밥을 하루 세 끼 원 없이 먹을 수 있으니 얼마나 좋았을가? 그렇게 흰 쌀밥은 아래에서부터 주식의 자리를 확고히 자리 잡기 시작했다. 백미가 주식이고, 현미는 콩이나 조처럼 잡곡으로 분류되어 어처구니없게도 찬밥 신세가 되었다.

그럴 법도 한 것이 사실 잡곡 먹기가 얼마나 힘들었던가? 치과도 많지 않던 때라 부실한 치아로 빽빽한 잡곡을 오래 씹기 힘들었고, 그러다 보니 소화에 부담을 주어 얼마나 고생을 했을 것인가? 그래서 흰쌀의 등장은 물고기가 물을 만난 듯이 사람과 궁합이 척척 맞아 들어갔다.

생명의 논리, 쌀의 논리

전남 승주에서 자연농법으로 농사를 짓는 어느 분이 "만물을 받들어 모시는 것이 '생명의 논리' 라면 거꾸로 자연에 맞서고 이겨내려는 것은 '힘의 논리' 다. 우리 밥상에서 흰 쌀밥이 대세를 이루는 것은 '생명의 논리' 가 '힘의 논리' 로 바뀌었음을 보여주는 것이다" 라고 말했다. 그것은 또 밥이 가지고 있는 진정한 의미를 모두 잃어버렸다는 것이다. 함께 나누어 먹는 정신 말이다.

이런 논리는 이제 흰 쌀밥에서 한 단계 더 진전되었다. 모두가 똑같이 먹을 수 있는 흰 쌀밥은 이제 더는 희소가치가 없기에 그것과 확연히 다른 쌀을 누군가 먹길 원했다. 그래서 각 지역에서는 경쟁적으로 기능성 쌀을 만들어내기 시작했다. 쌀 자체가 철저히 상품화되었고, 차별적인 쌀 소비가 새로운 시대의 새로운 권력의 상징으로 자리 잡았다는 것이다.

현재 우리나라에서 쌀은 전체 농업생산액의 30%, 농업소득의 40%, 농작물 재배면적의 57%를 차지하고 있으며, 전체 농가의 75%가 쌀농사를 짓고 있다. 식량 생산에서 여전히 쌀의 비중이 높다는 것이다. 그런데도 쌀 소비는 줄고 있다. 기능성 쌀 이외에 발아 현미 같은 고가의 쌀을 만들어 내놓는데도 쌀 소비는 줄고 있다.

이렇게 볼 때 우리가 먼저 해야 할 일은 쌀 소비를 늘리는 정책을 펴는 것이다. 여러 논리에 의해 밀려난 쌀을 다시 주식의 자리에 올려야 한다. 그다음 흰 쌀밥 위주의 식단을 차츰 개선해 나가야 한다. 물론 요즘은 쌀눈이 살아 있는 5분 도미에 잡곡을 섞어 먹는 가정이 많다. 흰 쌀밥만을 지어 먹는 가정은 차츰 줄어들고 있다. 하지만 여전히 집 밖의 밥은 흰 쌀밥 위주다. 이를 근본적으로 바꾸지 않고서는 우리의 건강을 절대 지킬 수 없다.

현미의 우수성을 알면서도 밥을 짓기도, 먹기도, 소화도 힘들다는 단점 때문에 현미가 아직 대세를 이루지 못하고 있다. 이는 모든 사람들이 현미를 먹기 어렵다는 말이기도 하다. 그렇다면 어떻게 할 것인가? 흰 쌀밥에서 잃어버린 쌀의 영양분을 흰 쌀밥에 얹는 방법이 있다. 도정 과정에서 버려진 쌀눈과 쌀겨를 활용하는 것이다. 하지만 언젠가는 현미를 모두가 먹기를 나는 진정 바란다. 그래야 힘의 논리에 지배당하는 세상을 근본적으로 바꾸어 서로가 공존하는 평화 세상을 만들어갈 수 있다. 함께 노력하면 그다지 어렵지 않을 것이다.

인문교양이라는 게 얼마 전까지만 해도 배운 자들의 전
유물처럼 취급되었다. 그 옛날에는 소수만이 특권처럼 누리는
것이었다. 대부분 사람들은 아침부터 잠들 때까지 온종일 일에
매달려야 했다. 그중에 많은 부분이 밥을 해결하는 것이었다.

4장
우리 민족 최고의 식품은 쌀밥

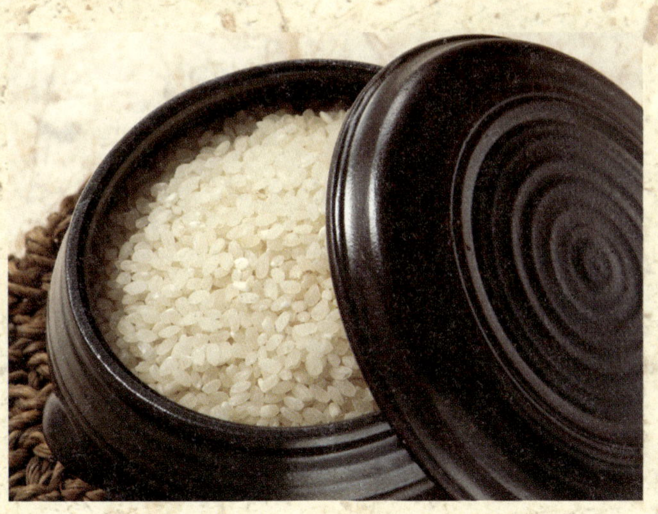

아는 만큼 보이고, 아는 만큼 먹는다

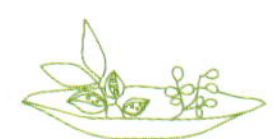

인문학 열풍이 불고 있다. 인간이 만들어놓은 문화와 사상을 폭넓게 공부하고자 하는 열의가 넘쳐나고 있다. 우리가 왜 사는지, 무엇 때문에 사는지, 어떻게 살아야 더 멋지고 행복한 삶을 사는지, 인문학 공부를 통해서 의미를 찾고 싶은 사람들이 점점 더 늘어나고 있다.

인문교양이라는 게 얼마 전까지만 해도 배운 자들의 전유물처럼 취급되었다. 그 옛날에는 소수만이 특권처럼 누리는 것이었다. 대부분 사람들은 아침부터 잠들 때까지 온종일 일에 매달려야 했다. 그중에 많은 부분이 밥을 해결하는 것이었다. 지금처럼 냉장고에 먹을거리를 가득 쌓아놓은 시절이 아니었으니 말이다.

우리나라는 지금 경제협력개발기구(OECD) 국가 중에서 최장 시간 일하고 있다. 자의건 타의건 사람들은 과중한 일에 시달리고 있다. 그런 가운데 사람들은 삶의 진정성을 찾고 싶어 인문학을 공부한다. 시간이 비교적 여유로운 사람들도 있지만, 그렇지 않은 사람들도 인문학의 즐거움에 빠져 있다. 밥을 해결하는 것 말고 새로운 배움에 도전한다는 것이다.

'지즉위진애 애즉위진간 간즉축지이비도축야(知則爲眞愛 愛則爲眞看 看則畜之而非徒畜也)' 라는 글이 있다. 조선 정조 때의 문장가 유한준이 남긴 글이다. 이 글을 풀어보면 '알면 곧 참으로 사랑하게 되고, 사랑하게 되면 곧 참으로 보게 되고, 볼 줄 알게 되면 곧 모으게 되니 그것은 한갓 모으게 되는 것은 아니다' 라는 뜻이다.

이 말은 오늘날 다시 '사랑하면 알게 되고, 알게 되면 보이나니, 그때 보이는 것은 전과 같지 않으리라' 로 축약되었고, 여기저기 문화재 답사를 다니는 사람들은 물론 인문교양 공부에 도전하는 사람들의 경구로 사랑받고 있다.

이런 경구를 우리가 먹는 것에도 끌어왔으면 싶다. 세상에서 그 무엇보다 중요한 것은 먹는다는 기초적인 행위이기 때문이다. 이것이 이루어지지 않으면 생명 활동을 할 수 없으니 당연히 그 무엇도 사랑할 수 없을 것 아닌가.

우리가 눈으로 보고 손으로 가져오고 입안에서 씹고 목으로 넘기고 소화를 시켜 영양소를 만들고 나머지는 몸 밖으로 내보내는 먹을거리에 대해 올바로 알면 그 어느 공부보다 기쁘지 않을까? 그렇게 우리의 몸과 마음을 만드는 먹을거리에 대해 제대로 공부하고 올바로 섭취해 몸도 건강해지고 정신도 맑아지면 더 많은 인문학 공부에 정진할 수 있지 않을까?

하지만 많은 사람들은 상식의 선에서 해결할 수 있는 먹을거리에 대한 공부보다 좀 더 깊은 공부가 필요한 인문학 공부를 더 중요시 하는 게 사실이다. 그저 스쳐 지나갔을 뿐 눈길 한 번 주지 않던 돌덩이가 인문학 공부를 통해 갑자기 역사로 다가왔을 때의 희열이란 공부를 하지 않고서는 느낄 수 없는 경지이다. 그것은 다이어트를 위해 각 음식이 가지고 있는 열량을 파고든 것보다 더 큰 충족감을 가져다주기 때문이다. 물질을 압도하는 고매한 정신의 세계에 진입한 기분이 든다는 것이다.

음식에 대한 부자들의 태도

인간은 어울려 사는 존재이기도 하지만 남과 끊임없이 다른 모습을 드러내고 자신의 존재 우위를 알리고 싶어 한다. 그래서 값나가는 보석과 비싼 옷으로 화려하게 치장을 하지만, 실제로 그것은 사람 몸에 그다지 중요하지 않다. 다이아몬드 반지를 꼈다고 해서 오래 사는 것도 아니고, 세계 최고의 디자이너가 만든 옷을 걸쳤다고 해서 몸이 건강해지는 것도 아니다. 또 노점상에서 파는 실반지를 꼈다고 해서 건강에 해로운 것도 아니고, 마트에서 싸구려 옷을 사서 입고 다닌다고 해서 몸이 이상해지는 것도 아니다.

그렇다면 가난한 사람들이 진짜 억울해해야 할 것은 무엇인가? 그것은 음식이다. 바른 먹을거리 문화가 확산하면서 유기농 제품이 시장에 쏟아지기 시작할 무렵, 이 분야에서 일하는 어떤 사람은 유기농 운동이 다른 모습으로 변질해가는 것을 보고 안타까워했다고 한다. 지구를 살리고 땅을 살리겠다는 거대한 뜻을 가지고 유기농 운동을 했는데, 정작 그 혜택은 부자들이 가장 많이 봤다는 것이다. 그들은 더 많은 이익을 내기 위해 인류에 불필요한 제품들을 마구 쏟아내는 당사자들인데 말이다.

이런 것은 분명 유기농 운동의 초창기 모습이다. 지금은 유기농이 접하기 어려운 고가의 제품이 아니라 올바른 세상을 위해서라도 반드시 소비해야 할 제품으로 인식되고 있다. 그래서 소득이 높지 않은 사람도 먹을거리에 대한 올바른 생각이 있으면 주저 없이 유기농을 소비하고 있다. 무엇보다 내 몸을 잘 지키는 것이 중요하다고 여기기 때문이다. 하지만 아직도 유기농과 일반 농산물의 차이를 모른 채 가격만을 보며 유기농 소비를 주저하는 사람들이 있는데, 이를 볼 때마다 안타까운 마음 금할 길이 없다.

현미 이야기를 하는데, 왜 갑자기 인문학 공부를 꺼내고, 부자와 가난한 사람들이 먹는 음식의 차이에 대해 말하는지 의아해할 것이다. 이유는 간단하다. 부자들이 돈이 많아서 좋은 음식을 먹는다는 편견을 버려야 한다. 그들은 단지 돈이 많아서가 아니라 어떤 음식이 몸에 좋은지를 잘 알고 있고, 그것은 의식적인 노력을 통해서 얻은 것들이다. 물론 주위에 좋은 음식을 챙겨주는 일꾼들이 포진해 있기도 하지만, 먹는 당사자가 그런저런 이야기를 자기 것으로 잘 받아들였기에 몸에 좋은 음식을 선호한다는 것이다. 다시 말해 그들은 음식에 대해 철저히 공부했다고 볼 수 있다.

그런데 사람들은 이런 진실을 잘 모른다. 그저 권력도 있고 부자니까 좋은 것을 먹는 것으로 알고 있다. 다시 말하지만 그렇지 않다. 먹을거리의 트렌드를 정확히 알고 그것을 실천하는 것이다. 이제 이 땅에 사는 모든 사람이 먹을거리에서만큼은 그렇게 해야 한다고 생각한다. 제대로 공부하면 절대 어렵지 않기 때문이다.

쌀 소비 감소가 부르는 재앙들

앞장에서 쭉 살펴보았듯이 한 나라의 식량 정책은 위정자의 의지와 생각이 굉장히 중요하다. 그에 따라 국민들의 보편적인 먹을거리가 좌우된다. 밀 농사에 그리 적합하지 않은 땅에 사는 우리는 이제 밀가루 없이 식생활을 하기 어렵게 되었고, 고기를 소화하기에 부적합한 내장 구조로 되어 있지만 잘못된 문화 풍토로 고기를 과다 섭취하고 있다. 하지만 공부를 통해 먹을거리에 대한 나름의 원칙을 가지고 있는 사람들은 이런 생활 방식에서 점차 벗어나고 있다.

먹을거리에 대한 바른 공부는 쌀에도 쏟아지고 있다. 현미가 백미보다 월등한 영양소를 가지고 있고, 현미가 사람 몸에 가장 적합한 식품이라는 점은 이제 알려질 만큼 알려졌다. 하지만 여전히 백미의 소비를 뛰어넘지 못하고 있다. 거무튀튀한 생김새로 인해 아직도 현미는 잡곡으로 오인되고 있다.

쌀이 곧 현미이고 밥이 곧 현미밥이 되어야 하는데, 아직 그 위치를 찾지 못하고 있는 것이다. 아니 그렇게 하려는 노력을 우리는 하지 않고 있다. 공부 꽤 한 사람도 그렇다. 그저 각자 알아서 현미를 먹을 뿐이다. 현미를 거부하는 사람은 여전히 우리 민족의 영원한 염원인 흰 쌀밥을 먹을 뿐이다.

현미밥이 주식으로 되지 못하는 이유는 무엇일까? 이를 주식으로 하기 위해 우리는 무엇을 해야 할까? 혼분식 장려 운동처럼 국가가 직접 나서서 강제적으로 밥상에 현미밥을 올려놓아야 할까? 하지만 권위주의를 무너뜨린 민주화 시대에 이런 발상은 위험하다. 각 가정이나 학교, 기관 또는 기업의 구내식당이나 일반 식당에서 자율적으로 밥상을 차리는 것이 민주주의 시대에 맞다. 이때 가능한 것은 현미밥을 권장 사항으로 넣을 수는 있을 것이다. 이런 권장 사항을 사람들이 받아들여 현미밥을 주식으로 하면 금상첨화지만, 강제로는 안 될 것이다.

자율적으로 현미밥을 받아들이기 위해 가장 필요한 것은 무엇일까? 인문학 공부 열풍처럼 현미 공부 열풍이 불면 될 것이다. 현미밥을 널리 먹이고 싶은 사람이 열의를 갖고 강의를 하고, 현미밥을 꼭 먹고 싶은 사람이 그 강의를 듣고 나서는 주위에 퍼트리면 된다. 바로 새로운 트렌드가 자리 잡아가야 한다.

앞에서 말했듯이 현미는 곧 쌀이다. 그런데 문제는 쌀 소비 자체가 줄고 있다고 있다. 그럼 현미 이야기를 하기에 앞서 쌀에 대한 가장 큰 오해 한 가지를 짚어보자.

우리는 아직도 쌀을 비만의 주범이라고 생각한다. 아니 정확히 말해 탄수화물 과다 섭취를 비만의 주요 원인으로 지목한다. 대표적인 탄수화물 식품으로는 흰 쌀밥, 초콜릿, 빵, 케이크, 피자, 파스타, 라면 등이다. 이 식품들은 쉽게 포만감을 준다. 하지만 소화를 통해 몸에 흡수되는 시간이 굉장히 짧아서 혈당치가 급격하게 올라간다. 그러면 혈당을 조절하는 인슐린이 과잉 분비되면서 혈당치가 내려간다. 이는 곧바로 공복으로 이어져 또 다른 탄수화물 식품을 찾게 된다. 결국 애초의 탄수화물 섭취는 과식으로 이어지고, 인슐린이 과다 분비되어 언젠가 나오지 않게 되고, 이는 또한, 체내 지방 축적으로 이어져 비만을 부르게 된다.

대부분 사람들은 여기까지만 알고 있다. 그래서 쌀 자체를 꺼린다. 쌀 자체를 탄수화물 덩어리로 보기 때문이다. 물론 그 이상을 알고 있는 사람들도 많다. 흰 쌀, 흰 밀가루, 흰 설탕 대신 현미나 잡곡밥, 통밀로 만든 음식을 먹으면 탄수화물 이외에 단백질, 지방 등의 영양소와 식이섬유가 함유되어 있어 금방 배가 꺼지지 않는다는 것을 말이다. 그렇게 소화 시간이 길어서 과식은 당연히 하지 않고, 비만과는 거리가 멀어진다는 것을 말이다.

그런데 우리 현실을 보면 쌀 소비량이 점점 줄어드는 것을 한눈으로 확인할 수 있다. 대개 식당에 가면 사람들은 밥을 먹기 전에 고기나 회 등을 먼저 먹는다. 점심시간은 덜하지만, 저녁 무렵이면 공깃밥은 식탁에 왔다가 그냥 돌아간다. 이미 다른 음식들이 배를 채웠기 때문이다. 그러면서 사람들은 말한다. 탄수화물을 안 먹었으니 그나마 다행이라고 말이다.

이는 과거의 우리 모습과는 다르다. 쌀이 귀하던 시절 어머니들은 쌀밥을 내기 전에 고구마나 감자를 먼저 주었다. 배고픈 아이들은 허겁지겁 그것을 먹었다. 잠시 뒤 밥상이 차려졌다. 아이들은 쌀밥을 많이 먹을 수가 없었다. 약간은 배가 불러 있었기 때문이다. 이는 쌀을 아끼려는 어머니의 지혜였다. 무엇보다 먹을 게 늘 턱없이 부족했던 시절이라 장기 보관이 가능한 쌀을 확보하려는 어머니의 눈물이었다.

먹을 것이 넘쳐나는 요즘, 쌀은 갈수록 천대받고 있다. 사람들은 말한다. 쌀을 먹지 않고도 충분히 건강을 유지할 수 있다고 말이다. 하지만 현실은 전혀 그렇지 않다. 쌀 소비량이 줄어들수록, 육류 소비량이 늘어날수록, 비만과 각종 성인병은 늘어나고 있다.

그래도 사람들은 쌀을 꺼려한다. 게다가 백미가 아닌 현미는 먹기가 힘들다고 해서 더욱 피하고 있다. 현미가 아무리 백미보다 좋고, 고기보다 좋다고 해도 현미가 보편적인 주식이 되려면 아직도 넘어야 할 산이 많다.

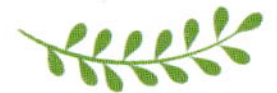

쌀이 현미고, 현미가 쌀이다

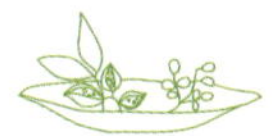

1911년 폴란드 생화학자 카시미르 풍크는 쌀겨로부터 각기병 예방 인자인 아민(amine)을 처음 분리하였다. 그때부터 비타민이라는 용어가 사용되기 시작하였는데, 비타민은 'vital amine' 즉 생명 유지에 꼭 필요한 아민이라는 뜻이 있다. 이후 비타민을 좀 더 세부적으로 연구하기 시작했고, 이 비타민이 비록 우리 몸에서 소량이지만 신체 기능을 조절하는 데 있어서 필수적인 영양소로 밝혀졌다. 그리고 비타민은 체내에서 충분히 합성되지 않기에 반드시 외부에서 섭취해야만 그 역할을 다할 수 있는 것으로 알려져 각종 비타민 관련 식품산업이 활황을 누리고 있다.

앞에서 나는 한때 일본 부자들이 흰 쌀밥만을 먹다가 각기병에 걸렸다고 말했다. 다리가 퉁퉁 붓고 전신 권태의 증상이 나타나는 이 각기병은 쌀겨에 많은 비타민 B1의 부족에서 온다. 그러니까 일본 부자들이 도정 기술의 발달로 현미에서 백미로 바꾼 순간 그 병에 걸린 것이고, 그때가 에도시대여서 사람들은 각기병을 '에도병'이라고도 불렀다. 아마 흰 쌀밥에 잡곡이나 채소 반찬을 많이 곁들어 먹었으면 '에도병'은 걸리지 않았을 것이다. 현미를 계속 고집했어도 각기병은 걸리지 않았겠지만, 어쨌든 이 이야기는 현미를 언급할 때 누구나 이야기하는 것이기에 환기 차원에서 꺼내보았다.

현미는 쌀이다. 일반적인 쌀을 통틀어 일컫는 고유명사다. 이 말을 또 언급하는 이유는 언젠가 어떤 사람이 현미와 백미는 쌀의 다른 품종이라고 알고 있는 것을 보고 너무 놀랐기 때문이다. 색깔이 달라서 그렇게 본 것으로 생각할 수밖에 없지만, 그래도 현미 자체가 쌀과 다른 곡물이라고 생각하는 것보다는 나은 것이어서 별달리 반응하지 않았다. 이 모든 게 과거와 달리 쌀을 소중하게 여기지 않는 세태라고 여기면 끝날 문제이기 때문이다.

그렇다면 쌀은 단지 우리 땅에서 잘 자라는 작물이기 때문에 우리 몸에 좋은 것일까? 그런 면도 있지만, 무엇보다 쌀은 우리 몸에 필요한 영양소를 모두 갖추고 있고 더군다나 영양소의 비율도 흡사하기 때문이다.

사람의 몸은 대략 물 66%, 단백질 16%, 지방 13%, 탄수화물 0.6%, 그리고 무기염류 4%와 비타민 등의 영양소로 구성되어 있다. 이런 몸을 계

내 몸을 살리는 셀프힐링 자연현미

속해서 성장시키고 움직이기 위해 우리가 해야 할 일은 햇볕을 쬐고 공기를 마시고 물과 음식을 섭취하는 것이다. 이때 햇볕과 공기는 자연스레 얻을 수 있지만, 음식 섭취는 노력이 필요하다. 특히 건강을 위해서는 제대로 된 노력이 절실하다.

그런데 여기서 주의할 것이 있다. 우리 몸을 구성하고 있는 영양소 비율과 우리가 섭취해야 할 영양소 비율이 다르다는 것이다. 섭취량의 기준을 100%로 본다면 탄수화물 60%, 지방 25%, 단백질 15%의 비율로 먹어야만 한다. 물론 이게 전부는 아니다. 소량이지만 비타민과 미네랄도 섭취해야 한다. 그래야만 우리 몸은 죽지 않고 살아서 움직일 수 있다. 별다른 병 없이 말이다.

그렇다면 왜 몸의 구성에 필요한 영양소와 섭취해야 할 영양소가 다를까? 그것은 영양소 별로 쓰임새가 다르기 때문이다. 탄수화물은 힘을 낼 수 있도록 에너지를 만들어 주지만, 몸 안에 쌓이지 않고 제 역할을 다하고 나머지는 탄소와 물로 되어 몸 밖으로 나간다. 몸에 쌓이지 않기에 우리는 자주 탄수화물을 먹어야 한다. 우리 몸은 신진대사를 위해 항상 에너지가 필요하기 때문이다.

단백질은 몸의 조직을 구성하는 역할을 한다. 따라서 단백질은 없어서는 안 될 필수 영양소다. 단백질이 없으면 사람 몸은 구석구석 망가지며 시들어버린다. 생명을 잃는 것이다. 지방도 몸의 조직을 구성하지만, 주요 역할은 에너지를 만드는 것이다. 그래서 단백질보다 몸에 적게 있다. 기타 미네랄과 비타민은 몸의 기능을 조절하는 역할을 한다. 작지만 이 영양소가 부족하면 뼈가 약해지거나 괴혈병 등 여러 질병에 걸릴 수 있다.

이와 같이 적합한 비율로 적절하게 영양소를 섭취해야만 우리 몸은 제 기능을 할 수 있다. 그렇지 않고 일부 영양소만 과다하게 섭취했을 경우 각종 성인병이나 질병, 그리고 비만을 가져올 수 있다는 것이다.

이처럼 우리 몸에 대한 과학적인 규명이 밝혀졌음에도 우리는 왜 균형적인 영양소 섭취를 하지 못하는 것일까? 주된 이유는 앞장에서 말한 것처럼 정치·경제적 논리 등 여러 이유가 복합적으로 섞여 있어 한두 마디로 단언하기 어렵다. 특히 현재 잘못된 시장의 논리는 고삐 풀린 망아지처럼 뛰게 놔둘 수밖에 없어 지방이나 단백질 등 특정 영양소의 과다 섭취를 막기 어렵다.

그럼 이것을 어떻게 극복해야 할까? 해답은 의외로 간단하다. 쌀을 먹던 시절로 되돌아가면 되는 것이다. 쌀을 주식으로 삼던 과거 우리는 오늘날 말하는 고혈압, 당뇨 등의 각종 성인병에 시달리지 않았다. 물론 당시는 지금보다 수명도 짧았고, 건강 상태가 현재보다 양호하지는 않았다. 못 먹어서 영양 부족 상태로 단명하거나, 각종 감염성 질병으로 한꺼번에 많은 사람이 죽기는 했지만, 그래도 영양학적으로 보면 인간에게 맞는 식단을 가지고 있다고 볼 수 있다. 그 식단을 요즘처럼 먹을 게 넘치고, 의학 기술의 발달로 감염성 질병이 현저히 줄어든 시점에서 다시 차린다면 분명 사람들은 더 건강한 삶을 살 수 있다.

그런데 왜 하필이면 자꾸 쌀을 강조할까? 쌀은 인간에게 필요한 영양소를 골고루 가지고 있기 때문이다. 하지만 커다란 문제 또한 안고 있다. 그 쌀이 도정을 거쳐 백미가 되는 순간 탄수화물 덩어리가 될 뿐이다. 다시 말해 백미만을 섭취했을 때 그 쌀은 우리 몸에 포만감 이외에는 별다른 도움을 주지 못한다는 것이다. 쌀이 주식이 되는 것은 옳은 일이지만, 이때 주식은 현미밥이 되어야지 흰 쌀밥이 되어서는 안 된다는 것이다.

쌀을 벗기면 벗길수록 영양소는 감소

현미가 뭔가? 겨우내 저장해 두었던 볍씨를 봄에 싹 틔워 못자리에서 키운 모를 모내기로 논에 옮겨 심고 뜨거운 여름 내내 돌보다가 가을이 되어 거둔 벼의 바깥 껍질인 왕겨를 한 번 벗겨 낸 것 아닌가. 왕겨를 벗겨 낸 다음 속겨인 쌀겨를 더 많이 벗겨 내면 벗겨낼수록 뽀얀 백미가 되는 것 아닌가. 그럴수록 쌀이 가지고 있는 좋은 영양소는 날아가게 되지만 말이다.

우리는 편의상 벼의 껍질을 얼마만큼 벗겨 냈느냐에 따라 0분도에서 11분도로 나눈다. 뒤로 갈수록 껍질을 많이 벗겨 낸 것이고, 그만큼 영양소는 물론 크기도 작아지게 된다. 여기서 0분도는 한 번 벗겨 낸 것을 말하니까 현미인데, 한 번 벗겨 냈다고 해서 1분도라고 말하는 경우도 있으니, 0분도나 1분도나 그 의미는 같다고 할 수 있다.

현재 우리는 5분도미까지는 현미라고 한다. 쌀의 영양분 가운데 66%를 가지고 있는 쌀눈이 살아 있고, 29%의 영양분을 가지고 있는 쌀겨(미강)도 많은 부분 손실되지 않은 채 도정 되었기 때문이다.

그러면 여기서 우리는 백미가 갖는 문제를 바로 알 수 있다. 쌀눈과 쌀겨를 제거한 백미는 쌀의 영양분 가운데 5%만의 영양분을 가지고 있고, 그것도 대부분 탄수화물이니 쌀 고유의 영양분은 거의 없다고 볼 수 있다.

자연식 가운데 일물전체식(一物全體食)이란 말이 있다. 일물전체란 식품을 지나치게 다듬지 말고 되도록 전체를 먹어야 한다는 것이다. 전체를 먹는 것은 그 생명을 온전히 다 먹는 것이고, 그것은 그 작물이 가지고 있는 영양소를 다 섭취하는 것이다.

특히 곡물이나 과일은 껍질에 거의 모든 생명을 가지고 있는데, 이는 태양 에너지에 의존해야 하는 식물의 속성에 기인한다. 바깥에 생명을 가지고 있어야 다시 새 생명으로 자라는 데 유리하기 때문이다.

그렇다면 벼의 겉껍질인 왕겨는 왜 벗겨 내는 것일까? 과일과 달리 곡물의 겉껍질에는 자기 보호를 위해 강한 독성을 가지고 있기 때문이다. 인간이 먹기에는 부적합하다는 것이다.

다음 그림과 표를 보며 현미에 대해 정리해 보자. 벼는 겉껍질인 왕겨, 호분층인 쌀겨, 배아(쌀눈), 배유(배젖)로 구성되어 있는데, 현미는 겉껍질을 벗겨 낸 것이고, 백미는 쌀겨와 쌀눈이 없는 배유 덩어리다. 그런데 쌀 크기의 92%를 차지하고 있는 배유는 영양분이 5%밖에 없고, 3%를 차지하고 있는 쌀눈은 영양분이 66%나 된다. 마지막으로 쌀 크기의 5%를 차지하고 있는 쌀겨는 29%의 영양분을 가지고 있다. 결론적으로 쌀눈과 쌀겨를 제거한 백미는 덩치만 클 뿐 우리 몸에 이롭지 않다는 것이다.

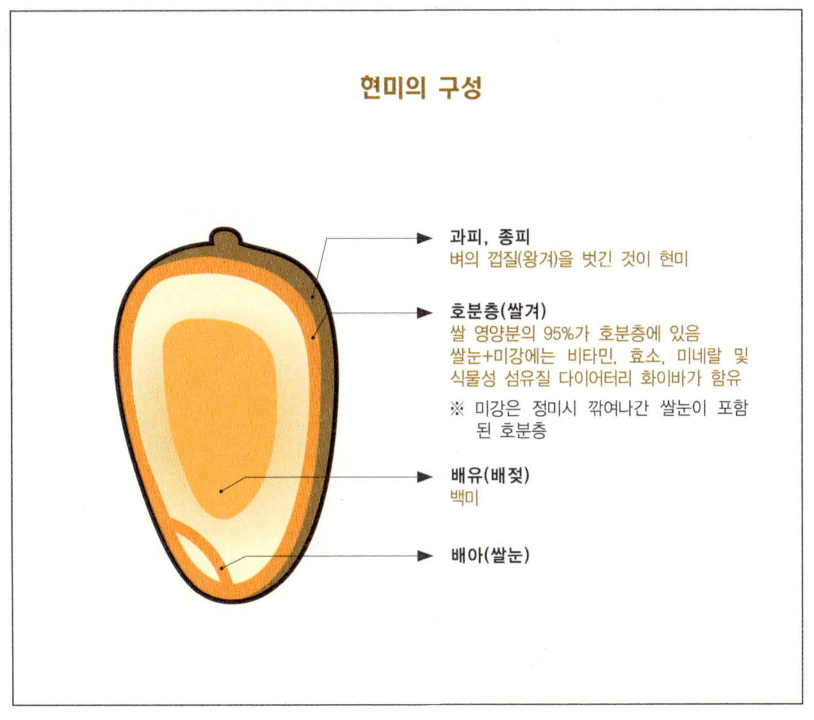

현미의 구성 성분

현미와 백미의 구성 성분과 영양소 비율에 대해 구체적으로 알아보자.

구 분	구성성분	영양분
백미(배유)	92%	**5%**
배아(쌀눈)	3%	**66%**
미강(종피·겨층·호분층·아호분층)	5%	**29%**

※ 현미와 백미의 영양소 비교(100g 중)
(현미는 백미에 배아(쌀눈)+미강(호분층)이 남아있는 것)

영양소 비율

영양소	현 미	백 미
단백질	7.2 g	6.5 g
지 방	2.5 g	0.4 g
탄수화물	76.8 g	77.5 g
섬 유	1.3 g	0.4 g
칼 슘	41 g	24 g
철	2.1 g	0.4 g

이 비교를 보면 현미가 백미보다 영양소에서 월등하다는 것을 알 수 있다. 특히 두번째 표를 보면 탄수화물 함량은 비슷하지만, 우리 몸에 필요한 단백질, 지방, 섬유, 칼슘, 철 등에서는 아주 현격한 차이가 난다. 특히 섬유질의 차이는 거의 세 배나 나는 것을 알 수 있다. 그래서 현미를

먹으면 장 활동을 활성화해 변비를 없앨 수 있다. 또한, 현미에 함유된 지방은 상온에서 굳어지지 않아 우리 몸에 아주 이로운 불포화지방산이다. 이 지방은 과다한 육류 섭취로 인해 생기는 나쁜 콜레스테롤을 제거하는 힘을 가지고 있다. 마지막으로 현미에 있는 칼슘은 우유에 있는 칼슘보다 더 좋아 뼈를 튼튼하게 하고, 철은 빈혈을 막는 데 큰 역할을 한다.

현대인들은 영양소도 영양소이지만 칼로리에 더 많은 관심이 있다. 개인적으로 칼로리 계산에 따른 식사법이 옳다고 볼 수 없지만, 궁금해하는 사람들이 있을 것 같아 소개한다.

현미는 백미보다 칼로리가 조금 높다. 백미 1공기 210g은 313Kcal, 현미밥 1공기 210g은 321Kcal이다. 그런데도 현미를 먹으면 살이 덜 찌는 이유는 바로 섬유질 때문이다. 동시에 기타 영양소가 풍부하다. 그래서 소화가 천천히 진행된다. 백미를 먹을 때보다 식사량이 갈수록 줄어들기 때문에 당연히 살이 빠지는 것이다.

현미에는 칼로리 비율로 단백질 8%, 지방 6.3%, 탄수화물 85.7%가 있다. 우리가 섭취해야 할 영양소 비율과 비슷하고 그것을 모두 가지고 있다. 다시 말해 완전식품이라고 할 수 있다. 하지만 현미만 먹는다고 우리가 완전히 건강할 수는 없다. 그래서 적절히 채소와 과일을 먹어야 한다. 그래야 균형 잡힌 건강을 유지할 수 있다.

현미가 백미보다 나은 점은 싹내기 실험을 해보면 안다. 현미를 며칠

물에 담가두면 싹이 난다. 발아 현미가 되는 것이다. 이 과정에서 소화에 불편을 준 현미의 피틴산이 인과 이노시톨로 바뀌어 소화 장애를 없앤다. 그리고 몸에 좋은 아미노산, 효소 등의 영양소가 추가로 생긴다. 백미를 이와 같이 했을 때에는 싹을 틔우지 못한다. 오히려 썩어간다. 이는 백미 가 이미 생명력을 잃었다는 뜻이다. 생명을 잃은 곡물이 우리 몸에 활기 를 불어넣기는 어렵다.

이처럼 간단히 비교해보아도 현미와 백미의 차이를 한눈에 알 수 있다. 백미는 먹으면 먹을수록 우리 몸에 유익하지 않다. 우리 조상들이 먹었는 데 무슨 문제냐고 되물으면 안 된다. 백미 섭취의 역사는 곧 각종 성인병 확산의 역사이기 때문이다.

식품 전공자나 관련 업종 종사자가 아니면 우리는 쉽게 일상에서 현 미와 백미의 차이를 잊는다. 그 이면에는 먹기 힘든 현미의 성질이 도사리 고 있기 때문이다. 하지만 거친 현미 대신 부드러운 백미를 먹는다는 것 은 참으로 어리석은 식습관이라는 것을 지금 우리는 배웠다. 백미를 먹으 면 먹을수록 병을 키운다는 것도 알았다.

이제 어찌할 것인가? 방법은 하나다. 백미를 버리고 현미를 취하면 된 다. 과연 그럴까? 아무리 애를 써도 현미를 도저히 못 먹는다면 말이다. 방법은 또 있다.

백미에서 떨어져 나간 쌀의 영양소를 먹으면 된다. 바로 쌀눈과 쌀겨 로 만든 효소를 밥에 첨가해서 먹거나, 다른 방법으로 먹으면 된다. 그러

내 몸을 살리는 셀프힐링 자연현미

면 우리는 백미를 먹어도 쌀을 온전히 먹게 되는 것이다. 이게 바로 현실 적인 대안이 될 것이다.

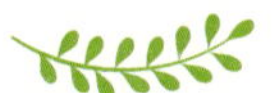

온전한 쌀이 성인병을 막는다

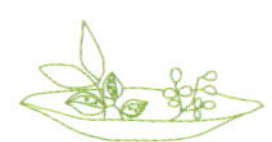

식단이 서구화되면서 질병의 양상 또한 서구화되고 있다. 그중 대표적인 게 고혈압과 당뇨다. 이 병이 무서운 것은 평소에는 진행 속도를 모르다가 어느 날 갑자기 증상을 느낀다는 것이다. 또한, 이 병은 심부전증, 심근경색증, 뇌졸중, 실명 등의 합병증을 가져올 수 있다. 따라서 평소에 관리하지 않으면 매우 위험하다.

우리는 이러한 병을 비만, 뇌혈관병, 심장혈관병, 치매, 골다공증, 암 등을 포함해 식생활 습관병이라고 부른다. 이는 달리 말해 식습관을 비롯한 생활 방식을 바꾸면 병을 미리 막을 수 있다는 것이다. 그리 어려운 일이 아니다. 내가 늘 강조하는 자연식 식단 위주로 식사하면 된다. 이때 다른 것은 몰라도 현미밥은 반드시 밥상에 올려야 한다. 자연식의 주식이기 때문이다.

그럼 성인병 예방에 현미가 왜 좋은지를 살펴보자. 당뇨병은 탄수화물 대사를 조절하는 단백질인 인슐린이 췌장에서 정상적으로 분비되지 않거나 정상적으로 기능하지 못해 걸리는 병이다. 그 이유는 인슐린이 분해하기 버거울 정도로 많은 당이 우리 몸에 들어왔기 때문이다.

당은 탄수화물이 분해되는 최종 단계로 크게 단순당과 복합당으로 나눌 수 있다. 설탕이나 청량음료 등의 단순당은 빠르게 흡수되어 금세 포만감이 오고 그래서 기분이 좋아지지만, 혈당을 급속히 높이기 때문에 아주 위험하다. 혈당이 급속히 오르면 인슐린이 과다 분비되고 이게 반복되면 인슐린이 제정신을 차리지 못하고 그 기능이 파괴되어 당뇨병에 걸리는 것이다.

밥이나 빵 등에 들어 있는 복합당 전분은 침 속에 있는 아밀라아제라는 소화 효소에 의해 단순당인 포도당으로 분해된다. 이 포도당은 에너지로 사용되고, 남은 포도당은 글리코겐이라는 탄수화물로 전환되어 간이나 근육 속에 저장된다. 이것 역시 혈당에 영향을 주기에 특히 신경을 써야 한다. 많이 들어오면 올수록 인슐린이 바빠지기 때문이다.

그런데 밥을 현미로 해먹을 경우 당뇨병 염려는 하지 않아도 된다. 현미에는 섬유질이 많아 소화가 천천히 되도록 돕기 때문이다. 혈당을 급속히 올리지 않는다는 것이다. 하지만 백미는 쌀겨와 쌀눈이 제거된 상태라

섬유질이 거의 없다. 당연히 바로 흡수되어 혈당을 높이는 역할을 한다. 따라서 꾸준히 흰 쌀밥만을 먹게 되면 언젠가 혈당 조절이 어려워 당뇨가 올 수 있다.

고혈압의 경우를 보자. 고혈압은 병이 아니라 하나의 증상이다. 그런데 많은 사람들은 고혈압을 병으로 여기고 매일 고혈압약을 먹는다. 하지만 이는 잘못이다. 고혈압의 중요 원인은 동물 단백질을 너무 많이 섭취해서 일어나는 것이다. 동물 단백질에 있는 콜레스테롤이 과다하게 우리 몸에 쌓여 혈관을 막아 동맥경화가 오고, 그것이 혈압을 올리는 원인이 되어 몸에 여러 이상 증상을 일으킨다. 이를 막기 위해서는 동물 단백질 섭취를 줄여야만 한다. 참으로 간단한 처방인데도 사람들은 오로지 약에만 의존하려고 한다.

이러한 고혈압에 좋은 식품이 현미다. 현미의 쌀눈에는 불포화지방산인 리놀산과 리놀렌산이 풍부하다. 이것이 혈액이나 혈관 벽에 붙어 있는 나쁜 콜레스테롤 및 중성지방을 제거한다. 그리고 현미에 있는 섬유질도 몸에 해로운 콜레스테롤을 없애주는 역할을 한다. 따라서 현미만 꾸준히 먹어도 혈액순환을 원활하게 해 고혈압을 막을 수 있다. 하지만 백미는 쌀눈이 없고, 섬유질 성분도 깎여나가 고혈압 예방에 아무런 도움이 되지 못한다.

현미는 다이어트에도 좋다. 그것은 현미에 들어 있는 아리비노자일란이라는 물질 때문이다. 이것은 물을 빨아들이는 성질이 있고 점성을 나타

낸다. 따라서 현미밥을 조금만 먹어도 위에 포만감을 준다. 음식물 섭취가 줄어드니 체중 감소는 당연히 뒤따르는 것이다. 백미보다 칼로리가 조금 많지만, 먹는 양이 적으니 문제 될 게 없다.

현미는 각종 발암물질의 생성도 막아준다. 이것 역시 아리비노자일란이란 물질 덕분이다. 이 물질은 특히 대장암의 발생을 억제하고, 콜레스테롤의 함량과 혈당량을 줄여준다. 또한, 현미에는 백미와 달리 칼슘 성분이 백미보다 2배나 풍부해 백미만 먹을 경우 나타나는 골다공증 예방에도 도움이 된다.

쌀에는 건강에 필수적인 비타민이 많이 있다. 특히 뇌에 에너지를 공급하는 데 반드시 필요한 비타민B군이 풍부하게 들어 있다. 이것은 탄수화물이 포도당으로 분해하는 것을 돕는 작용을 한다. 따라서 이게 부족하면 집중력이 떨어진다. 이 비타민B군이 쌀겨와 쌀눈에만 있다. 백미에는 없는 것이다.

이외에도 여러 비교를 할 수 있지만, 마지막으로 혈액의 산성화에 대해 이야기 하겠다. 백미를 주식으로 하면 혈액이 산성화된다. 우리 혈액은 약 알칼리를 원한다. 그래야 신진대사가 원활하게 되는 것이다. 산성화되면 우리 몸은 산화되어 녹슬게 된다. 그런데 백미는 산성이다. 이것을 계속 먹으면 심장병, 고혈압, 각종 암 등 이른바 백미병이라 하는 온갖 질병에 걸리게 되는 것이다. 하지만 현미를 먹으면 그렇지 않다. 현미는 알칼리성이기 때문이다.

우리 몸은 하루에도 40여 가지가 넘는 영양소가 필요하다. 그러기 위해서는 골고루 먹어야 한다. 한두 가지 식품을 집중적으로 먹으면 몸에 탈이 난다. 여기서 분명히 말할 수 있는 것은 항상 현미밥을 상에 올려놓으라는 것이다. 인간 몸에 가장 적합한 현미밥을 항상 빼놓지 않는 것만으로도 건강을 지킬 수 있다. 현미밥을 주식으로 놓고 우리의 전통밥상에 따라 채식 위주의 반찬과 찌개를 먹는다면 우리는 늘 최고의 건강 밥상을 먹게 되는 것이다. 그렇게 되면 우리를 위협하는 각종 성인병은 점점 우리 곁을 떠날 것이다.

이처럼 아주 단순한 진리를 몰라 각종 병에 시달리는 사람들을 보면 안타깝기 그지없다. 먹을거리에 대해서는 병을 키우는 정보만 받아들였으니 그럴 수밖에 없을 것이다. 하지만 이제라도 늦지 않았다. 병을 키우지 않고 몸을 건강하게 하는 공부를 하면 된다. 방법은 수없이 많다.

과거 우리의 수명이 오늘날보다 짧았던 것은 여러 원인이 있지만, 무엇보다 3대 영양소가 부족했기 때문이다. 그러니까 영양실조로 많은 사람들이 일찍 삶을 마감했다는 것이다. 하지만 지금은 3대 영양소의 과잉으로 사람들이 온갖 질병에 시달리고 있다.

그렇다면 어떻게 해야 할 것인가? 먼저 몸의 체질을 바꾸어야 한다. 동물성을 멀리하고 식물성을 가까이하는 식습관, 단것을 멀리하는 식습관, 과식을 멀리하는 식습관 등을 갖기 위해서는 기존의 체질을 완전히 바꾸어야 한다. 그래야만 새로운 식습관을 제대로 받아들이고 그것을 평생 유지할 수 있다.

그래도 이런 이야기를 귀담아듣지 않는 사람들이 많다. 의학 기술의 발전을 믿기 때문이다. 하지만 주변의 암환자들을 보면 말이 달라질 것이다. 암환자들은 누구보다 자연식을 철저히 실천한다. 그것이 자기 몸을 살리는 길이라는 것을 뒤늦게 깨달았기 때문이다.

이제 우리도 늦기 전에 새로 배운 공부를 실천해야 한다. 현미를 공부했으니 현미밥 위주의 식사, 더 나아가 백미에서 떨어져 나간 쌀의 영양소를 섭취하는 노력을 게을리하지 말아야 할 것이다.

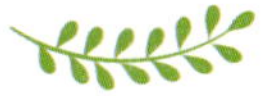

아이들이 미래의 희망이라고 하지만, 어른들은 아이들의 장래를 어둡게 만들고 있다. 머릿속에 지식을 넣어주기에만 급급하고 정작 지식을 활용할 건강한 몸은 외면하고 있는 것이다.

5장
아이들의 건강을 해치는 어른들

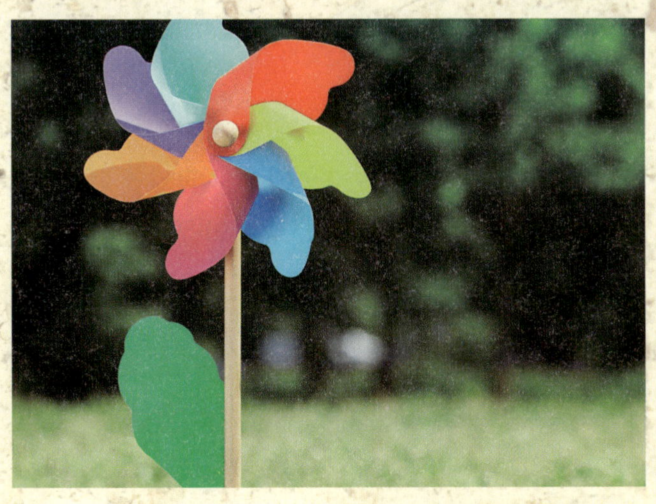

어른들이 바뀌어야 아이들이 바뀐다

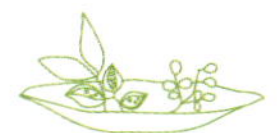

아이들이 미래의 희망이라고 하지만, 어른들은 아이들의 장래를 어둡게 만들고 있다. 머릿속에 지식을 넣어주기에만 급급하고 정작 지식을 활용할 건강한 몸은 외면하고 있는 것이다. 건강하지 못한 몸으로는 아무것도 할 수 없는데 아이들 건강은 갈수록 방치되고 있다.

오래전 많은 아이들은 영양실조에 시달렸다. 먹을 것이 턱없이 부족했기 때문이다. 그래서 그 무렵 건강한 아이를 판단하는 기준은 골고루 영양을 섭취해 성장에 이상이 없는 것이었다. 하지만 세월이 흐르면서 그러한 기준은 바뀌었다. 영양 문제를 떠나 비만이 아이 건강의 척도가 되었다. 한 마디로 영양 과잉으로 생긴 문제다.

어린이 비만은 실제로 매우 심각하다. 갈수록 증가하기 때문이다. 2008년 초등학생과 중학생 비만율이 11.2%였는데, 현재는 초등생 13.6%, 중학생 14.1%다. 어린이 비만이 문제인 것은 이 가운데 80% 정도가 성인 비만으로 이어진다는 것이다. 그리고 더욱 문제가 되는 것은 비만으로 인해 아이들은 당뇨병, 고혈압, 고지혈증 등의 성인병에 시달리고 있다는 것이다. 게다가 열등감이나 우울증 등 정신 질환도 앓고 있어 성장에 큰 지장을 주고 있다.

이런 모든 상황을 만드는 것은 바로 어른들이다. 어른들의 잘못된 식습관이 아이들에게 고스란히 전달돼 아이들 건강을 해치고 있다. 아이들 병은 어른들과 달리 식습관만 제대로 잡아주면 곧바로 건강을 되찾을 수 있다. 하지만 현실은 그렇지 않다. 아이들의 입맛을 사로잡으려는 어른들의 잘못된 노력은 치열하다. 그것이 아이들 건강에 많은 영향이 있음에도 개선의 의지가 없어 보인다. 자본과 시장의 논리 때문이다.

아이들은 본래 채소를 싫어한다. 그 이유는 채소가 주는 쓴맛 때문이다. 아이들은 쓴맛에 약하고 단맛에 강하다. 부드럽고 단 음식에 손이 간다는 것이다. 이것은 본능이다. 인류는 오랫동안 생존능력을 키우기 위해 기초 에너지인 포도당 섭취를 늘 염원했고, 이것이 인간의 몸 안에 유전자로 각인되어 있기 때문이다.

하지만 단 음식들은 하나같이 칼로리만 높을 뿐 영양가가 거의 없다. 더군다나 요즘 단맛을 내는 것들은 우리 몸에 해로운 이당류들이다. 인공적인 게 너무 많이 가미되어 그 폐해를 짐작하기 어려울 정도다. 그런데 이전의 아이들과 달리 요즘 아이들은 높은 칼로리가 필요 없는 생활을 하고 있다. 아침에 일어나 잠자리에 들기 전까지 거의 움직이지 않는다. 책상에 앉아 공부를 하거나, 텔레비전을 보거나, 컴퓨터 게임을 할 뿐이다. 신체 활동이 거의 없기에 당연히 소모되지 않은 칼로리는 몸에 지방으로 쌓여 비만으로 이어진다.

이런 환경을 누가 만들었나? 어른들이다. 공부를 잘해야 생존경쟁에서 이길 수 있다며 오로지 공부만을 강요하고 운동을 거의 시키지 않는다. 이런 상황은 초등학교를 거쳐 중학교, 고등학교로 갈수록 더 심해진다. 모든 게 입시 위주의 교육, 경쟁만을 강조하는 그릇된 사회 풍토 때문이다.

그렇다면 모든 어른들이 정말 아이들 건강을 외면하고 있을까? 그것은 아니다. 나름대로 아이들에게 좋은 것을 먹이기 위해 유익한 정보를 수집하고 부지런히 음식을 만들어 주거나 맛난 것을 먹기 위해 외식도 자주 한다. 이럴 때 올바른 식습관을 가지고 있는 부모와 그 자녀들은 별문제가 안 되는데, 부모가 그릇된 식습관을 가지고 있으면 아이도 그 영향을 받아 건강을 해치게 된다. 다시 말해 아이의 건강은 전적으로 어른들 책임이라는 것이다.

요즘 학교 폭력, 왕따 등의 문제가 심각하다고 한다. 하지만 이 문제가 아이들만의 문제일까? 이상론적인 이야기로 들릴 수도 있지만, 어른들 세상에서 전쟁과 범죄, 그리고 소외시키기 등의 사회적 현상이 사라진다면 그 어른들과 함께 자라는 아이들에게 폭력과 왕따 등은 있을 수 없다. 생각해보면 간단한 논리이지만, 현실적으로 그렇지 못한 게 우리 사람이 사는 사회다. 사람은 그만큼 복잡한 존재이기 때문이다.

그래도 자그마한 노력만으로도 우리는 학교 폭력을 줄일 수 있다. 이런 것은 어른들에게도 해당한다. 단것을 적게 섭취해도 아이들 생각은 맑아질 수 있다. 울뚝불뚝한 성격이 사라질 수 있다. 단것을 먹으면 포만감이 들고 혈당이 올라가 순간 기분이 좋아질 수 있지만, 금세 공복이 오고 혈당이 내려가 기분이 나빠지기 때문이다. 오르락내리락하는 감정이 너무 자주 나타나 평온한 생각을 지속해서 갖기 어렵다. 기분을 좋게 하는 세로토닌이라는 화학물질이 금세 나타났다가 사라지기 때문이다.

진정 아이들을 사랑한다면 이제부터라도 자신의 잘못된 식습관을 바꾸어야 한다. 흰 쌀밥을 멀리하고 현미식 위주의 식사, 채식 위주의 식사를 해야 한다. 부모들이 그렇게 식사를 하면 아이들도 자연스레 따라온다. 물론 채소의 경우 그 쓴맛 때문에 쉽지는 않을 것이다. 하지만 다양한 조리법을 공부해 아이들이 먹도록 해야 한다. 그러면 아이들의 성격은 물론 집중력과 인내력도 좋아진다.

이러한 노력으로 어린이 비만을 막을 수 있다. 아울러 아이들이 앓고 있는 각종 성인병도 예방할 수 있다. 이처럼 불을 보듯 뻔한 사실을 더는 외면해서는 안 된다. 그렇게 하려고 노력해야 하고 공부해야 하고 생각을 바꾸어야 한다.

어린이 비만은 부모의 노력으로 바꿀 수 있지만, 이보다 또 다른 문제도 있다. 결손 가정 등 어려움에 처한 아이들의 경우다. 이들은 학교 급식이 없는 토요일에는 끼니를 거르기 일쑤다. 대략 11만 명의 아이들이 그렇다고 한다. 이 아이들은 국가가 나서서 해결해주어야 한다. 먹을 것이 넘쳐나는 세상, 적절한 분배를 통해 아이들이 굶는 것만은 막아야 할 것이다.

아이들 건강은 아주 중요하다. 아이들이 커서 어른이 되어 사회의 중추적 역할을 해야 하기 때문이다. 육체적으로 정신적으로 문제가 있는 아이들이 어른이 되어 만들 세상을 상상해보라. 끔찍한 세상이 되지 않도록 하기 위해서라도 우리는 일단 먹을거리부터 제대로 알고 실천해야 할 것이다.

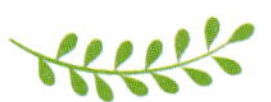

바른 성장에 필요한 먹을거리

아이들 건강의 출발은 무엇인가? 잘 먹고 잘 뛰는 것이다. 그 시작은 바로 끼니를 거르지 않는 것이다. 아침, 점심, 저녁 모두 골고루 잘 먹어야만 성장에 필요한 영양소를 충분히 확보하여 별 탈 없이 잘 자랄 수 있다. 그저 바쁘다는 핑계로 한 끼 식사를 온전히 하지 못하고 패스트푸드 등의 간식으로 배고픔을 해결하게 되면 아이의 건강은 치명타를 입게 된다. 이런 음식 대부분은 바로 고열량인 설탕 덩어리이기 때문이다. 다시 말해 피자, 햄버거, 치킨, 청량음료에는 아이들이 좋아할 수밖에 없는 단것이 듬뿍 들어가 있다. 아이들이 이런 음식을 찾는 진짜 이유는 바로 이것 때문이다.

그런데 대부분 가정은 좀처럼 온전한 식사를 하기가 어렵다. 아침은 출근하랴, 등교하랴 정신이 없어 가족이 모두 모여 식사를 하기가 어려울 뿐더러 느긋하게 앉아 있을 시간이 없어 간단 음식으로 해결하고 부리나케 집 밖을 나선다. 점심은 가족 구성원이 각자 속한 곳에서 먹기에 물리적으로 함께 식사하기가 어렵고, 그나마 저녁이 제일 좋은데 그것도 현실적으로 어려운 경우가 많다. 어른들은 야근이나 업무의 연장으로 식사 자리가 있을 수 있고, 아이들은 학원에 가기 위해 따로 식사하기 때문이다.

오래전 우리 교육은 대개 밥상머리에 이루어졌다. 함께 밥을 먹으며 서로의 일을 공유하고 고민을 나누었다. 한 냄비에 서로의 숟가락을 풍덩 풍덩 담그며 가족의 정을 두텁게 쌓았다. 서로 위하고 염려하고 고통을 함께 나누려는 모습, 그 안에 폭력과 경쟁과 질투는 자리 잡기 어려웠다. 협력과 배려와 존중과 사랑이 더 많았다. 당연히 그런 분위기는 가정 밖으로도 이어졌고, 그렇게 공동체는 진화되고 발전되었다. 모든 교육의 시작이 밥상머리에 시작된 것이다.

하지만 이런 모습은 갈수록 찾기가 어렵다. 각 가정을 탓할 수는 없다. 서로 만드는 사회가 서로 피곤하게 하는 사회로 가고 있기 때문이다. 근본적인 통찰을 통해 사회구조와 사회의식을 바꾸지 않는 이상, 경쟁과 피로만 쌓여가는 사회는 지속할 것이다. 하지만 언제까지 내버려둘 것인가? 서로가 노력하고 합심해서 바꾸어야 한다. 그 중심에 역시 바른 식습관이 있다.

요즘 좋은 대학에 가는 아이들은 주로 강남에서 나온다고 한다. 그곳에 부자들이 많이 살아서 그렇단다. 하지만 그게 전부는 아닐 것이다. 그 부자들이 아이들에게 하는 방식을 잘 살펴보면 진학률이 높은 이유를 파악할 수 있다. 그것은 아이들에게 좋은 음식을 먹인다는 것이다. 비만과 허약 체질을 유발하는 인스턴트나 패스트푸드가 아니라 뇌를 좋게 하고, 뼈를 튼튼하게 하는 음식을 주로 먹인다. 거기에 비싼 과외까지 시키니 그곳 아이들이 공부를 잘할 수밖에 없다.

그렇다면 가난한 집 아이들은 어떤가? 이게 요즘 가장 큰 문제가 되고 있다. 최근 통계를 보면 고소득층의 맞벌이 부부는 줄어들고 있는데, 저소득층의 맞벌이 부부는 늘고 있다고 한다. 아이들 학원비 때문이다. 좋은 학원에 다녀야만, 많은 학원에 다녀야만 성적이 오를 수 있다는 믿음 때문이다.

고소득층의 자녀들은 부모들이 맞벌이 부부를 해도 별문제가 되지 않는다. 가사도우미 등을 통해 도움을 받고 있기 때문이다. 하지만 저소득층의 경우에는 그렇지 못하다. 부모가 일하러 나간 사이 아이들은 인스턴트식품과 패스트푸드의 굴레에서 벗어나기 어렵다. 당연히 비만과 각종 성인병에 쉽게 노출되고 그렇게 되면 학습 능력은 당연히 떨어지게 된다. 이런 현상은 결손 가정의 경우 더욱 심각하다. 그 아이들은 학원조차 가지 못하기 때문에 패스트푸드 등을 먹고 텔레비전을 보거나 컴퓨터 게임을 하면서 혼자 밤을 보내기 때문이다.

부익부 빈익빈 현상은 갈수록 커져만 가고 있다. 부자 되기가 갈수록 어렵다. 그래서 많은 부모들은 자녀들만은 잘살게 해주고 싶은 것이다. 그렇다면 자녀에게 학원 교육을 줄 것인가, 바른 음식을 줄 것인가? 어느 것이 자녀의 성장에 도움이 된다고 생각하는가? 두말할 필요도 없이 바른 먹을거리이다.

아이들의 바른 성장을 위해 반드시 먹여야 할 음식들은 무엇인가? 그 음식을 어떻게 먹일 것인가? 아니 어떻게 분위기를 조성할 것인가? 먼저 아이들 먹을거리에서 부모들이 가장 관심을 갖는 것은 바로 어떻게 하면 머리가 좋아지느냐는 것이다. 모든 게 공부와 연결되기 때문이다. 이것은 어른들도 마찬가지일 것이다. 사람은 하루 중 가장 많은 에너지를 뇌에 쏟는다. 이 뇌가 잘 움직여야만 머리가 좋아지고, 학습 능력도 좋아지는 것이다.

우리 뇌를 구성하고 있는 성분은 단백질이다. 따라서 좋은 단백질을 섭취해야만 아이들은 뇌를 활발히 쓸 수 있다. 그런데 여기서 사람들이 잘못 알고 있는 게 있다. 모든 단백질은 고기에서만 얻을 수 있는 것으로 오해한다. 하지만 좋은 단백질은 식물에 더 많다. 특히 요즘 육류는 그 오염 정도가 심각해 많이 먹으면 먹을수록 우리 몸에 해를 끼칠 뿐이다. 좋은 단백질 공급원이 못 되는 것이다.

좋은 단백질을 얻기 위해서는 무엇을 아이들에게 먹일 것인가? 곡물의 단백질은 필수아미노산이 부족하기는 하지만, 그래도 콩을 식자재로 만든 두부나 두유, 그리고 호두나 아몬드 등의 견과류에는 아이들 몸에 좋은 단백질이 많이 있다. 그리고 단백질 가운데 타우린이라는 성분도 뇌에 좋은 영향을 주고 있는 것으로 밝혀졌는데, 버섯, 녹두나 깨, 마늘 등에도 이런 성분이 조금씩 들어 있다.

학습 능력에 중요한 게 기억력과 사고력일 것이다. 이를 위해서는 비타민B가 많은 음식을 섭취하는 게 좋다. 현미, 땅콩, 호두, 시금치, 오렌지, 버섯 등을 많이 먹으면 좋다. 기억력과 사고력이 좋아도 기운이 없으면 안 된다. 어떤 것도 할 수가 없다. 기운을 북돋아 주는 음식은 철분이 많이 들어간 음식들이다. 이 철분은 고기나 생선에도 많이 있지만, 콩이나 채소에도 많이 들어 있다.

요즘 부모들은 공부 못지않게 키에도 상당히 관심이 많다. 키가 크면 멋있어 보이기도 하지만, 남들보다 큰 것은 여러 면에서 장점이라고 보기 때문이다. 키가 크려면 단백질과 칼슘이 많은 음식을 먹어야 한다. 단백질은 몸을 만드는데 필수적이고, 칼슘은 뼈를 만드는 데 반드시 필요하기 때문이다. 여기서 우리가 알아두어야 할 것은 뼈도 다른 세포처럼 끊임없이 변화한다는 것이다. 기존 뼈의 성분이 없어지고 새로운 성분이 뼈를 채운다는 것이다. 칼슘이 많은 음식으로는 치즈, 멸치 등도 있지만, 브로콜리, 양배추 같은 채소에도 칼슘이 많이 들어 있다.

사람의 눈은 녹색 숲을 보면 건강해진다. 그런데 요즘 아이들은 그렇지 못하다. 도시 공간에는 녹색 숲이 거의 없기 때문이기도 하지만, 아이들은 종일 책이나 컴퓨터를 보아야 한다. 당연히 시력이 나빠질 수밖에 없다. 이런 상황을 막으려면 비타민A가 많은 음식을 먹어야 한다. 달걀, 우유, 버터 등에도 있고, 당근, 배추, 귤 등에도 비타민 A가 많이 들어 있다.

아이들은 채소도 싫어하지만, 비린내 때문에 생선도 먹기를 꺼린다. 하지만 등 푸른 생선의 경우 아이들 성장에 필요한 영양소를 많이 가지고 있다. 특히 DHA가 많은데, 이것은 유아의 뇌 발달에 큰 도움이 된다. 꽁치와 고등어의 경우 100g당 1g 이상이나 DHA가 들어 있다고 한다. 또한, 생선에는 우리 몸에 나쁜 콜레스테롤 수치는 낮추고, 좋은 콜레스테롤 수치는 높일 수 있는 성분이 많이 들어 있어서 아이들 비만에 아주 좋은 음식이다.

그러니까 아이들도 역시 곡채식 위주의 식사를 해야 한다는 것이다. 그래야만 건강하게 자랄 수 있다. 채식만을 선호하는 분들은 아이들에게 필요한 영양소가 현미나 채소, 그리고 과일에 모두 들어 있기 때문에 육류나 생선이 필요 없다고도 한다. 하지만 단백질의 경우 동물 단백질과 식물성 단백질은 영양 성분이 조금씩 다르다. 그래서 모든 것을 골고루 먹되 아이들도 어른들처럼 육류나 어류는 20%만 먹어도 되는 것이다.

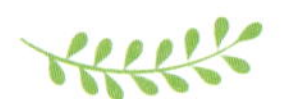

맛있고 신나게 백미로 먹는 현미식

어른이 되어서 밥맛이 없을 때 가장 기억나는 음식은 어머니가 어릴 때 해주던 것들이다. 어머니의 손맛이 들어갔기 때문일까? 그런 면도 있겠지만, 우리의 미각이 어머니의 음식에 의해서 만들어졌기 때문이다. 어머니의 음식 솜씨가 좋건 안 좋건 간에 자라는 아이들은 어머니가 차린 식단에서 벗어날 수가 없다.

그런데 이런 말도 모두 옛말이 되었다. 요즘 아이들은 식습관이 비슷비슷하다. 서로 찾는 음식도 크게 다르지 않다. 달고, 부드럽고, 인공 향이 강한 것들이다. 쓰고, 거칠고, 발효 향이 나는 음식들은 거부당하고 있다. 한 세대 전만 해도 먹을 게 다양하지 않아 크게 문제 되지 않았던 것들이 이제는 아이들 성장에 나쁜 영향을 끼치고 있다.

이처럼 아이들의 입맛이 변해갈수록 아이들 건강은 나빠질 수밖에 없다. 그런데 솔직히 말하면 아이들 입맛이 변해간다는 것보다 음식의 고유 맛을 느끼지 못하는 쪽으로 흘러간다는 것이 더 정확한 말일 것이다. 아이들이 미각을 잃었다는 것이다.

그렇다면 아이들이 미각을 잃어버린 원인은 무엇일까? 전문가들은 대개 이렇게 말한다. 이유식을 먹기 시작할 때부터 아기들에게 부드러운 음식을 먹이기 때문에 혀의 미각 신경이 퇴화했다는 것이다. 미각을 잃지 않으려면 비타민A가 충분해야 하는데, 주로 흰 쌀밥과 흰 밀가루를 먹이다 보니 곡식의 씨눈과 껍질에 많이 들어 있는 비타민A를 섭취할 기회가 없다는 것이다. 그리고 마지막으로 결정적인 것은 역시 인공감미료나 화학조미료로 음식을 하기 때문이란다.

어릴 때 이렇게 처참하게 미각을 잃어버리는 구조에서 자란 아이가 성장하면서 올바른 식습관을 갖는다는 것은 정말 어려운 일이다. 그렇다면 이런 것을 어떻게 극복해나갈 것인가? 바로 현미밥을 먹이는 것이다. 그냥 현미밥은 다소 힘들지도 모르니 현미잡곡밥으로 시작하는 것이 더 나을 수 있다.

그런데 사람들은 이렇게 말한다. 어른들도 먹기 힘든 현미밥을 아이들에게 어떻게 먹인다는 말인가? 하지만 절대 그렇지 않다. 물에 불리거나 발아 현미로 밥을 지어먹으면 거친 부분이 어느 정도는 해결된다. 또 요즘은 밥솥이 좋아서 흰 쌀밥 정도는 아니어도 정말 먹기 힘들 정도로 꺼끌꺼끌하지는 않다.

현미가 좋은지는 알지만, 먹기 힘들어서 현미를 자주 못 먹는다는 말은 버려야 한다. 현미를 먹지 않고 백미를 먹으면 먹을수록 건강에 이롭지 못하다는 것을 아는데도 백미만을 취한다는 것은 아이에 대한 책임 회피다. 이는 아이의 육체적 건강에만 해당하는 것이 아니다. 정신적 건강은 물론 학습 능력에도 영향을 미치기 때문이다.

현미가 아이에게 여러모로 좋은 이유를 몇 가지만 살펴보자. 현미밥은 최소한 20번 정도는 씹어야 한다. 처음에는 쉽지 않지만, 자꾸 버릇을 들여 익숙해지면 금방 적응이 된다. 오히려 갈수록 씹는 횟수가 늘어난다. 오래 씹으면 씹을수록 고소하면서도 단맛이 느껴지기 때문이다. 이때의 단맛은 단순당이 주는 단맛과는 비교하기 어려운 깊은 단맛이다. 혀끝이 아니라 몸 전체에 퍼지는 느낌을 준다는 것이다. 아이들도 이 느낌을 분명 알 수 있다.

그리고 오래 씹는 행위는 아이의 두뇌 활동을 높인다. 오래 씹기 위해서는 아래턱을 많이 움직여야 하는데, 이러한 아래턱 운동은 대뇌피질을 자극한다. 이와 아울러 뇌의 혈류가 늘어나 뇌가 활성화된다. 또한, 오래 씹을수록 입안에 침이 많이 고이기 때문에 소화를 돕는 것은 물론 호르몬 분비도 촉진한다. 마지막으로 우리의 치아를 튼튼하게 한다. 잇몸병도 당연히 없어진다.

이러한 이점이 있는데도 순간의 유혹을 참지 못해 꿀떡꿀떡 부드러운 음식만 삼킨다는 것은 우리 몸 안에 독을 넣고 있다고 말할 수 있고. 한마디로 어리석은 짓이다.

하지만 반론 또한 만만치 않다. 거친 음식을 정제하는 이유는 소화를 돕기 위한 것인데 그 과정이 생략된 거친 음식을 먹다가 아이들이 배탈이 날 수 있다는 것이다. 거칠고 딱딱한 입자가 그대로 살아 있기 때문이란다. 그런 음식을 아이들은 습관상 잘 씹지 않고 넘기기 때문이란다.

또 잡곡에 많이 들어 있는 피탄산 성분이 미네랄과 비타민 등의 영양소 흡수를 저해하기 때문에 어린 자녀들에게 현미식이 좋지 않다고도 한다. 영양 결핍을 가져올 수 있기 때문이란다.

그렇지만 많은 전문가들은 어릴 때부터 현미식을 먹이는 게 당연하다고 한다. 그래야만 그 아이들이 어른이 되어서도 현미식을 먹으며 건강을 지킬 수 있기 때문이다.

나는 실제로 현장에서 아이들이 현미밥을 꺼리는 것을 숱하게 보아왔다. 현미밥을 한 숟갈 넣고는 오만 가지 인상을 쓰는 아이들을 보고 있으면 참으로 안타까운 금할 수 없다. 하지만 아이들만을 탓할 수는 없다. 그 아이들이 현미밥을 먹을 수 있도록 다양한 방법을 개발해야 할 것이다. 현미밥을 먹지 않으려는 아이들에게는 현미의 주 영양분이 있는 쌀겨와 쌀눈을 먹이는 방법을 개발해야 한다.

이러한 과정에서 나는 현미밥뿐만이 아니라 과자 등 다양한 현미식을 만들고 있다. 현미의 영양을 섭취하는 것은 물론 점점 자라면서는 반드시 현미식을 하게 만들기 위해서다.

나는 이 부분에서 오랫동안 연구를 많이 해왔고 시행착오도 여러 번 겪었다. 하지만 이제는 어느 정도 자신감이 들었다. 현미를 이용한 여러 음식을 만들어낼 수 있고, 아울러 아이들이 억지로 먹는 현미식이 아니라 정말 맛있게 먹을 수 있는 현미식을 만들고 있다. 이런 현미식을 꾸준히 하게 되면 아이들은 언젠가 단맛의 유혹에서 조금씩 벗어나 우리의 전통 밥상에 따른 식사를 하게 될 것이다.

그런데 아무리 노력해도 현미를 못 먹는 아이들은 어떻게 할 것인가? 어른들과 마찬가지로 쌀의 모든 영양소가 살아 있는 쌀눈과 쌀겨를 발효시켜 만든 효소를 첨가해 먹는 방식을 마련하면 된다. 이 효소는 어떤 음식에든 들어갈 수가 있고, 그 맛 또한 고소해 아이들이 먹는 데 아무런 지장이 없다.

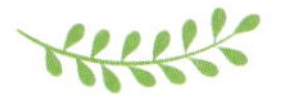

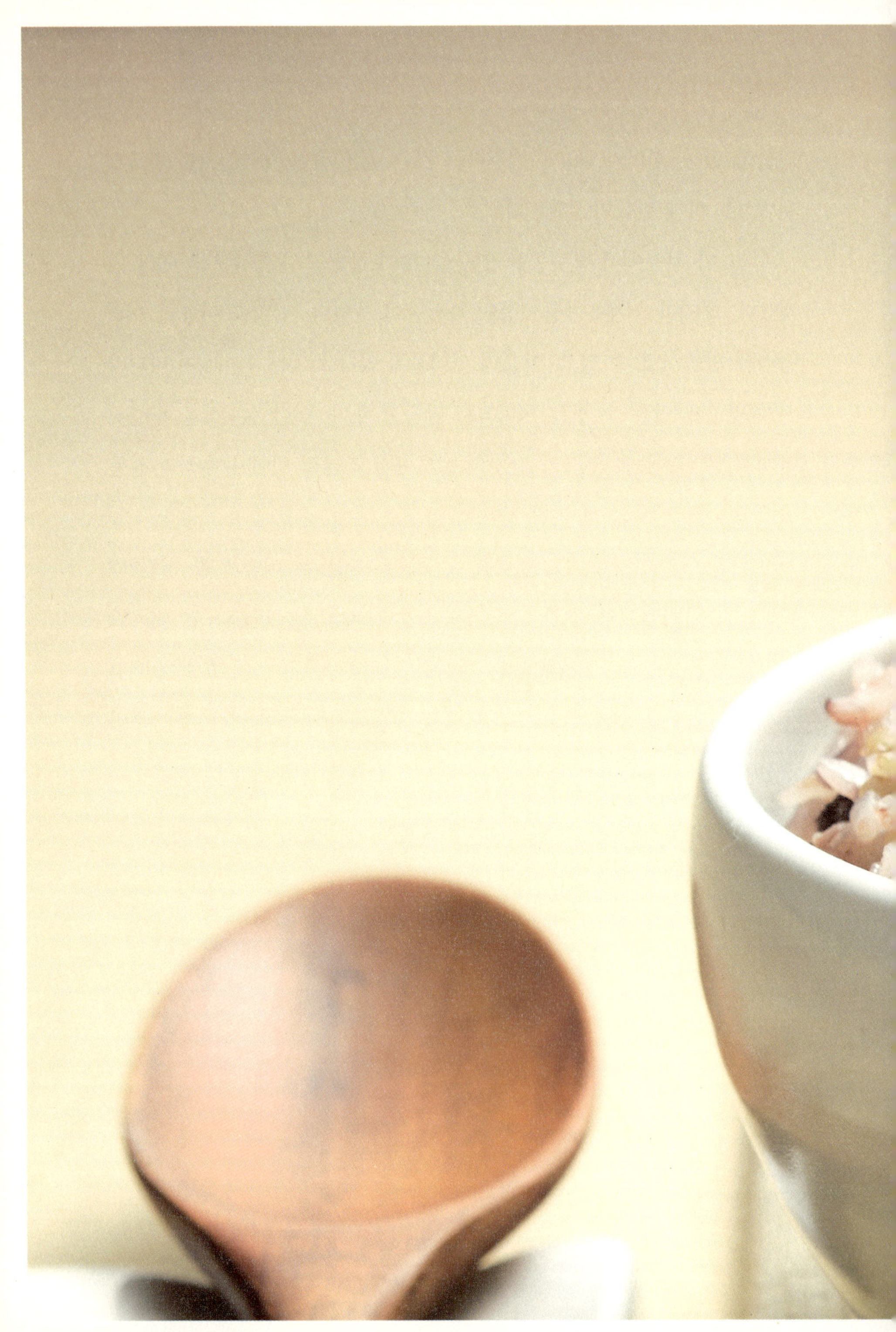

2부
맛있고 소화가 잘 되는 현미식

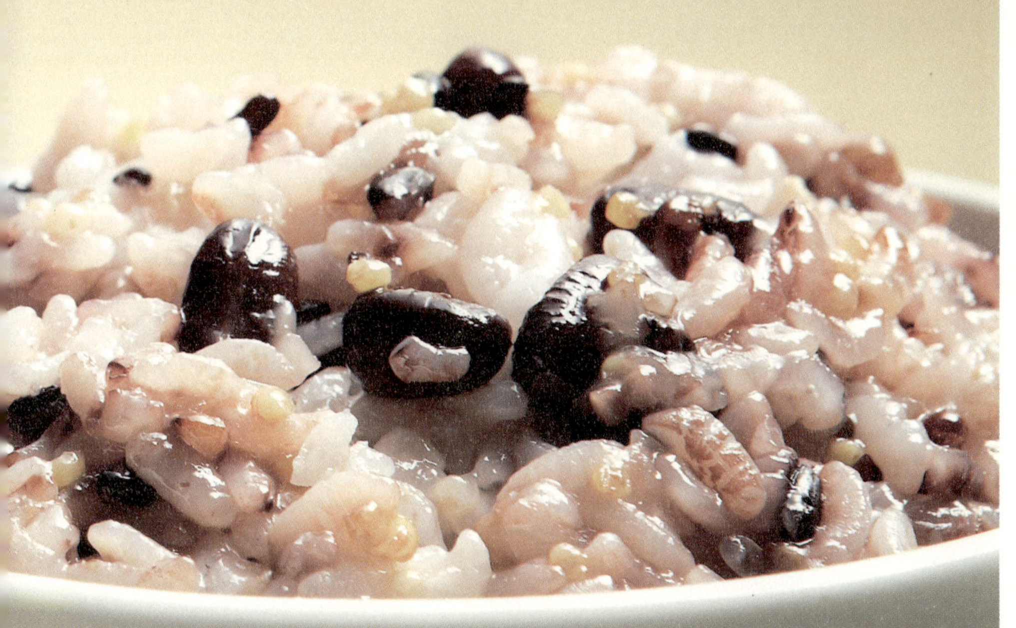

　　현미는 쌀이다. 쌀을 많이 벗겨 내면 벗겨 낼수록 백미
가 된다. 현미와 백미는 다른 종자가 아니라 모두 벼에서 시작
되었다는 것이다. 그런데 간혹 현미와 백미를 다른 종자로 오
해하는 사람들이 있다.

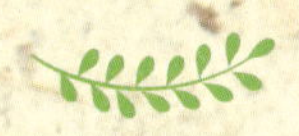

1장
현미로 짓는 밥의 세계

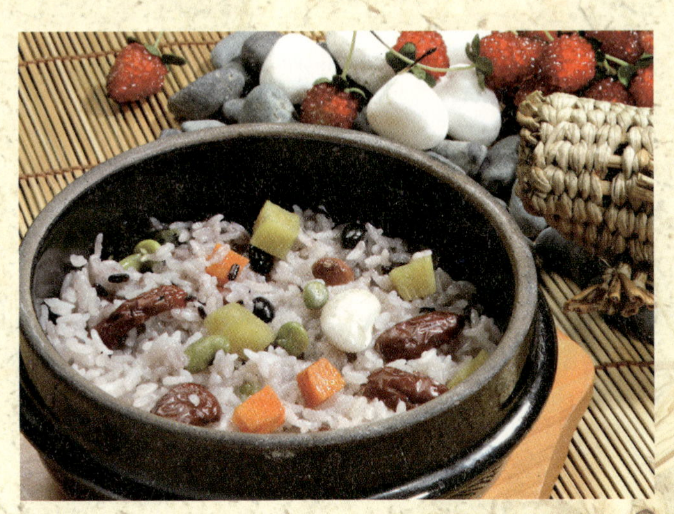

현미의 종류

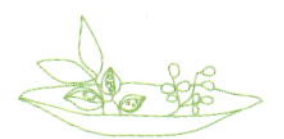

현미는 곧 쌀이다. 쌀을 많이 벗겨 내면 벗겨 낼수록 백미가 된다. 현미와 백미는 다른 종자가 아니라 모두 벼에서 시작되었다는 것이다. 그런데 간혹 현미와 백미를 다른 종자로 오인하는 사람들이 있다. 다시 말하지만, 현미는 곧 쌀이고, 이는 조나 보리나 콩 같은 잡곡이 아님을 거듭 강조해둔다.

현미는 곧 쌀이기에 쌀의 재배 형태에 따라 그 종류가 다르다. 관행농법으로 재배한 일반미, 화학비료를 조금 쓴 무농약 쌀, 그리고 제초제도 화학비료도 하나도 쓰지 않은 유기농 쌀이 있다. 이는 크게 친환경 쌀이냐 아니냐로 구분할 수 있다. 물론 친환경 쌀이 비싸기는 하다. 재배가 쉽지 않고 소출도 일반미에 비해 작고 농민의 손도 더 많이 가기 때문이다.

이런 쌀을 한 번 도정한 것이 현미인 만큼, 일반 현미, 무농약 현미, 유기농 현미로 나눌 수 있다. 그리고 더 나아가 도정에서 머무는 것이 아니라 현미에 싹을 틔워 적정 온도에서 응축시킨 다음 그 영양을 고스란히 간직하고 있는 발아 현미가 있고, 특별한 도정 기술로 조리가 간편하고 먹기가 쉽도록 한 배아 현미가 있다.

그리고 품종이 엄연히 다르고 찰기에서 확연히 차이가 나는 찹쌀과 멥쌀이 있듯이 현미에도 당연히 찹쌀 현미와 멥쌀 현미가 있다. 멥쌀 현미가 우리가 흔히 먹는 현미라고 할 수 있다. 마지막으로 쌀의 품종에 따라 현미가 나누어질 수 있을 텐데 여기서 그 분류는 무의미할 것 같아 생략한다.

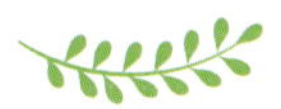

좋은 현미 고르는 법

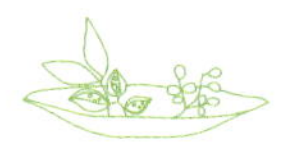

밥맛이 가장 좋을 때는 역시 방금 도정한 쌀을 가지고 한 밥을 먹을 때다. 모든 곡물은 껍질을 벗는 순간 산소와 만나 산성화되면서 본래 모습을 잃어가기 때문이다. 당연히 맛도 영양도 변하게 되어 있다. 그래서 되도록 도정 날짜를 확인하고 최근 것을 고르는 게 좋다.

요즘은 대가족이 아니라 핵가족, 나 홀로 가족이 늘어나는 추세다. 그래서 한꺼번에 많은 쌀을 사두는 것보다 매주 조금씩 사다 놓고 먹는 게 좋다.

될 수 있으면 친환경 쌀을 사는 게 좋다. 농약은 인체에 해롭다. 그 해로운 농약 세례를 받은 식물이 우리 몸에 좋을 리는 없다. 또한, 땅도 오염시키는 것들이다. 따라서 친환경 쌀을 먹는다는 것은 우리 몸을 건강하게 하는 것은 물론 우리가 사는 땅도 청정하게 하는 것이다. 일거양득인 셈이다.

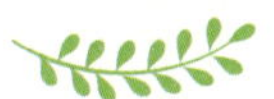

현미 잡곡밥

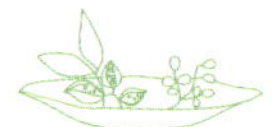

우리가 먹기에 알맞은 현미밥은 현미 맵쌀과 현미 찹쌀을 1:1 비율로 지은 밥이다. 하지만 사람의 입맛은 매일 똑같은 것을 원하지 않는다. 다양하게 먹는 것을 선호한다. 그래서 찹쌀 비율을 줄이고 콩, 팥, 강낭콩 등 콩류 10%, 일반 잡곡 30%의 비율로 밥을 지으면 좋다. 이러한 혼합은 현미가 지닌 영양 성분을 이상적으로 보완해준다. 암 환자들을 위해서는 율무를 첨가하는 것이 좋다.

현미 잡곡밥 만들기

재료

현미 50%, 현미 찹쌀 10%, 콩과 팥 10%, 나머지 30%는 보리, 밀, 수수, 조, 기장 등 일반 잡곡을 사용

만드는 법

1. 물로 한 번 씻고 깨끗한 찬물에 6시간 이상 담가둔다.

2. 6시간이 지나면 현미를 비롯한 잡곡들은 발아 현상이 나타나면서 부드러워지고 영양분이 증가한다.

3. 압력솥에 밥을 지으면 맛있는 현미 잡곡밥이 된다.

오색 현미 찰밥

현미를 중심으로 녹미, 적미, 흑미 등 오색미로 지은 오행 찰밥은 맛이 뛰어나고 이상적인 약밥이다. 녹미, 적미, 흑미는 대부분 찹쌀 맛에 가까운 현미의 일종이다. 시중에서 쉽게 구할 수 있다.

주요 효능은 오장육부를 다스리고 막힌 곳을 뚫어 균형 있게 소통하게 하며 모든 기운이 비위로 집중하게 한다. 특히 비위를 따뜻하게 하며 소화 불량이나 만성 위장병에 좋은 음식이다.

Recipe

오색 현미 찰밥 만들기

재료

현미, 현미 찹쌀, 녹미, 적미, 흑미를 같은 양으로 준비

만드는 법

한두 끼 분량을 정해 같은 양으로 섞어 압력솥에서 짓는다.

오색 현미 잡곡밥

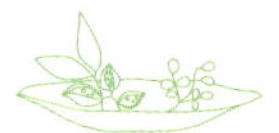

　다섯 색깔의 발아 현미를 기본 재료로 해서 해조류를 우려낸 물로 지은 밥이라 중증 환자들의 입맛도 되살린다. 소화력이 많이 떨어진 경우에는 밥 대신 된죽으로 만들어 100번 이상 오래 씹어 먹는다. 더 심한 경우는 중탕해서 미음 수준까지 만들어 먹는다.

오색 현미 잡곡밥 만들기

재료

발아 현미 40%, 발아 현미 찹쌀 · 발아 흑미 · 발아 적미 · 발아 녹미 각각 10%, 율무 · 수수 · 팥 · 콩 각각 5%
밥물 재료 : 건 다시마 50g, 건미역 100g, 건 미역귀 50g

만드는 법

1. 밥물 재료 3가지 모두를 3ℓ의 물을 넣고 약한 불로 1시간 정도 달여서 냉장고에 보관하고 필요한 만큼 사용한다.

2. 발아 오색 현미와 잡곡을 6시간 이상 생수에 담갔다가 건져 밥을 짓는다.

현미 나물밥

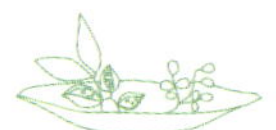

우리 땅에서 철 따라 나오는 나물과 산야초는 하늘과 땅의 기(氣)로 자랐기에 재배 채소에 비해 수십 배의 영양과 약성을 품고 있다. 이러한 나물과 산야초는 각종 곤충과 세균으로부터 자신을 보호하기 위해 고농도의 항산화 물질을 다양하게 생산한다. 이러한 물질들이 인체 내에서 탁월한 항암 및 노화 방지 효과가 있는 약성이 된다. 산야초에 익숙하지 않아 힘들면 채소를 활용한다.

Recipe

현미 나물밥 만들기

재료

현미밥, 다시 국물, 각종 나물, 버섯, 채소

만드는 법

1. 나물이나 버섯, 채소 중에서 첨가할 재료를 기호에 맞게 선택하여 살짝 데친다. 다시 국물로 조린 다음 다시 국물에 넣어진 상태로 보관한다.

2. 현미밥을 따로 짓는다.

3. 현미밥을 바닥이 평평하고 넓은 그릇에 옮겨 1의 재료를 섞고 조린 국물을 조금 뿌린다. 그리고 찜통으로 옮겨 20~30분간 찐다. 찌는 도중에 찜통 뚜껑을 두세 번 열어 1의 조린 국물을 끼얹는다. 찌는 시간, 재료, 조린 국물로 밥의 되고 진 정도와 맛을 조절한다.

다시 국물로 짓는 현미밥

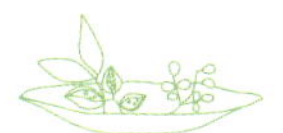

다시마 우린 국물이든 멸치 국물이든 어느 것이라도 좋다. 멸치, 다시마, 표고버섯, 무, 양파, 가다랑어 등의 혼합 달인 국물을 한 번에 많이 만들어 냉장실에 보관한다. 그리고 때에 따라 필요한 양 만큼 사용하여 현미밥을 지으면 맛있는 현미 영양밥이 된다.

현미를 하룻밤 물에 불리고 나서 다시 국물로 밥을 짓는 방법과 다시 국물로 불리고 나서 다시 국물로 밥을 짓는 방법이 있다.

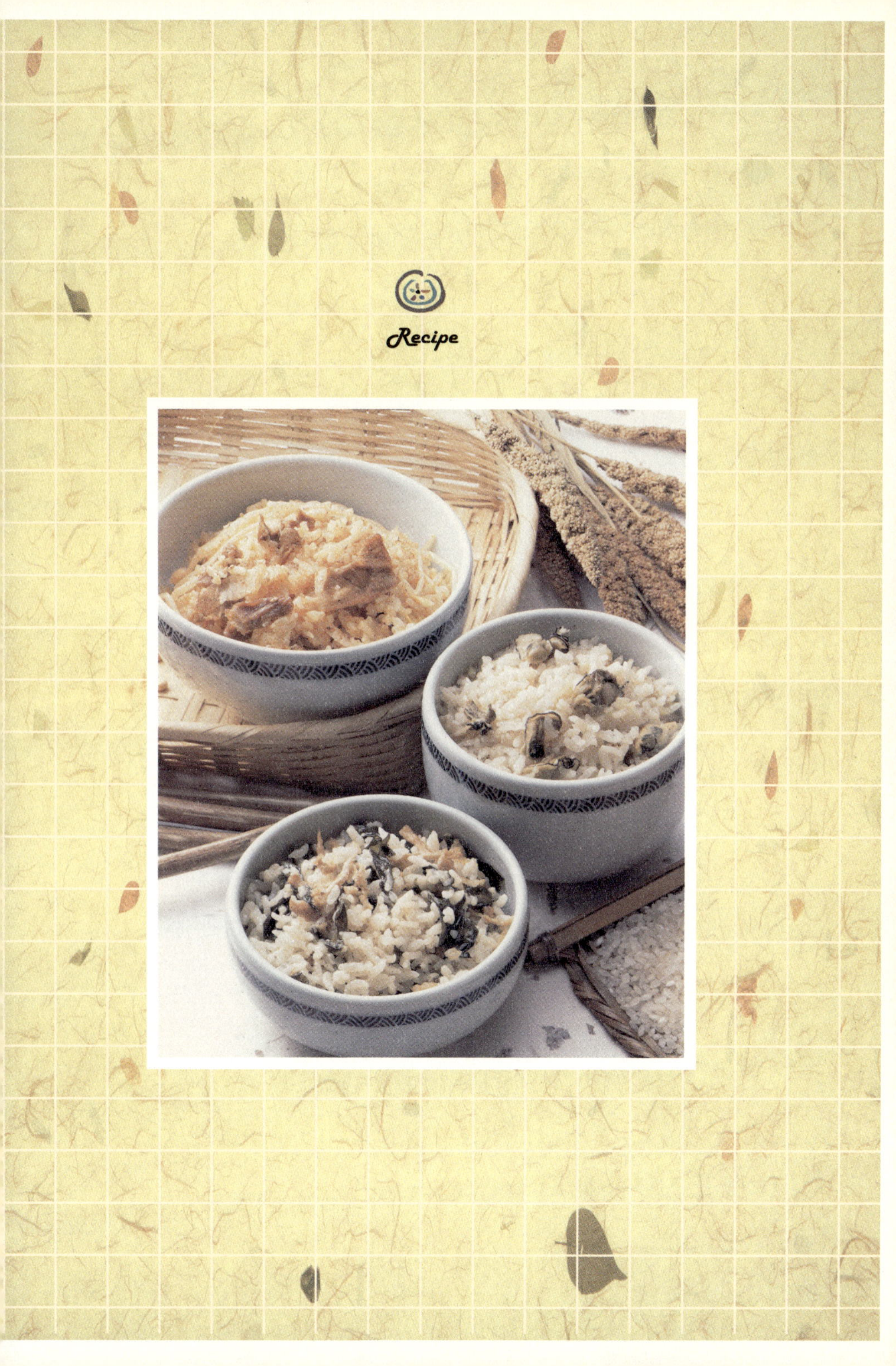

Recipe

현미밥을 활용하면 다양한 현미 별식을 요리할 수 있다. 현미 별식은 만들기 쉽고, 소스와 재료 등에 따라 갖가지 맛을 낼 수 있으며, 한 번 조리한 현미밥을 사용하기 때문에 백미보다 소화가 잘 된다는 장점이 있다.

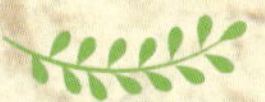

2장

현미밥으로 만든 현미 별식

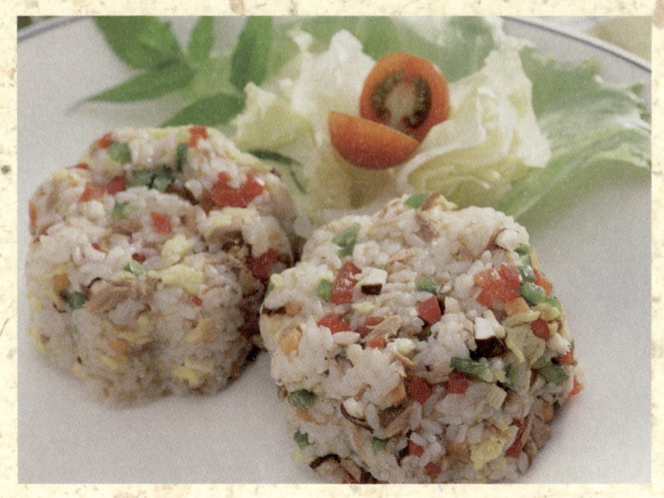

현미죽

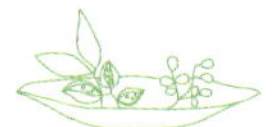

아이가 아플 경우 대부분 흰죽을 쑤어주는데, 현미밥을 활용해 현미죽을 쑤어주는 게 더 좋다. 몸속의 나쁜 성분을 빼내 주는 데 현미만큼 좋은 식품은 없기 때문이다.

현미죽 만들기

재료

현미밥

만드는 법

1. 현미밥을 필요한 양 만큼 냄비에 옮기고 네다섯 배의 뜨거운 물을 부은 다음 뚜껑을 덮고 약한 불에 죽이 될 때까지 뭉근하게 끓인다.

2. 물 대신 다시 국물을 넣고 뚜껑을 덮어 부드러워질 때까지 약한 불에 끓인다. 된장을 약간 풀어도 좋다.

뽕나무차죽

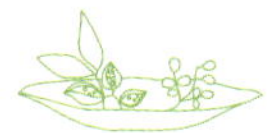

피를 맑게 해주고 콜레스테롤을 줄여주는 뽕나무를 활용해 죽을 쑤면 건강에 좋다. 가벼운 아침 식사나 어린이 환자에게 환자식으로 좋다.

Recipe

뽕나무차죽 만들기

재료

현미밥, 뽕나무차, 깨소금

만드는 법

1. 뽕 줄기, 뽕 뿌리를 2:1 비율로 섞어 약한 불로 1시간가량 달인 후 불을 끄고 뽕잎을 그 물에 10분간 우려낸다. 뽕나무를 모두 사용했기 뽕나무 전체차인 셈이다.

2. 현미밥에 네다섯 배의 뽕나무차를 넣어 뭉근한 불로 30분 정도 끓인 다음 깨소금을 약간 뿌린다.

현미 채소죽

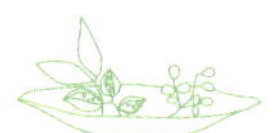

현미나 채소 둘 다를 안 먹으려고 하는 아이들에게 먹이기엔 쉽지 않을 듯하다. 하지만 몸의 기력을 회복하는 데 이만큼 좋은 음식도 없다. 그리고 요리 과정에서 현미나 채소가 아주 잘게 쪼개어져 있기 때문에 소화가 잘 되는 장점이 있다.

Recipe

현미 채소죽 만들기

재료

현미밥, 다시 국물, 채친 채소, 유정란, 부추

만드는 법

1. 현미밥을 서너 배의 다시 국물에 1시간 이상 재운 후 약한 불로 끓인다. 다시 국물이 다 흡수되었으면 더 붓는다.

2. 적당히 퍼졌을 때 채친 채소 등을 넣어 섞고 간장으로 간을 맞춘다. 채친 채소는 잎채소, 뿌리채소를 합쳐 5가지 이상을 섞어 잘게 채를 쳐서 사용한다.

3. 불을 끄기 직전에 기호에 맞춰 유정란 1개를 깨뜨려 넣고 부추나 미나리를 가늘게 썰어 넣은 후 2~3분간 뚜껑을 덮어 뜸을 들인다.

쌀눈·쌀겨효소 된장소스 쌈밥

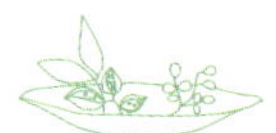

　　쌀눈·쌀겨효소는 시중에서 비싼 값으로 판매되고 있는 현미 효소보다 5배 이상의 효과가 있다. 아침저녁 공복에 한 숟가락씩 꼭꼭 씹어 먹으면 다이어트, 변비 개선, 각종 난치병의 치유에 대단히 좋다. 여기에 된장을 활용해 쌈밥을 만들어 먹으면 금상첨화다.

Recipe

쌀눈·쌀겨효소 된장소스 쌈밥 만들기

재료

현미 오곡밥 1공기, 근대, 케일, 적상추, 깻잎, 다시마, 쌀눈·쌀겨 효소 된장, 참기름, 볶은 소금

만드는 법

1. 근대, 케일, 깻잎, 다시마 등을 살짝 데친 후 물기를 뺀다.

2. 밥은 소금 약간과 참기름을 넣어 비벼서 준비한다.

3. 준비한 근대, 케일, 깻잎, 다시마에 1/2찻숟가락 정도의 생된장을 바른 다음 밥을 넣고 쌈밥을 싼다.

해초 자반 주먹밥

겨울에 싹이 트고 자라난 해초들은 기운이 충만하다. 해초 자반 주먹밥은 바로 그 기운을 담아낸 것이다. 검은 김은 안전을 장담할 수 없다. 김이 자라면 파래를 비롯한 여러 해초가 함께 자라기 때문이다. 초산 등 강산을 뿌려 제초하여 검은 김만 남긴다. 그래서 파래김은 자연스러우며 영양과 약성 면에서 월등하다.

Recipe

해초 자반 주먹밥 만들기

재료

현미밥 1공기, 파래김 · 건미역 · 건다시마 각각 10g, 볶은 소금 · 참기름 약간, 통깨 한 티스푼

만드는 법

1. 파래김, 건미역, 건다시마를 아주 잘게 자른다.

2. 자른 해초를 프라이팬에 올리브유로 바짝 볶는다.

3. 밥과 볶은 해초에 소금, 참기름, 통깨를 넣고 골고루 섞은 후 둥글게 주먹밥을 만든다.

현미 무밥

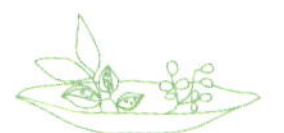

무는 소화를 촉진하고 위장을 강하게 해준다. 천연 소화제로 불리는 무를 활용해 현미 무밥을 지어 먹으면 소화가 안 될 걱정은 사라질 것이다. 게다가 비타민과 단백질 함유량이 많아 영양 섭취로도 그만이다.

Recipe

현미 무밥 만들기

재료

현미밥, 무, 소금, 참깨

만드는 법

1. 무를 잘게 썰어 참기름으로 볶은 후 소금을 약간 뿌린다.

2. 현미밥에 1 을 20~30% 정도 섞는다. 그리고 찜통에 넣어 20분간 찐 다음 참깨를 뿌린다.

현미 크로켓

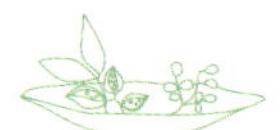

아이들에게 크로켓은 영양 간식으로 인기가 높다. 현미밥을 활용해 크로켓을 만들어 주면 아이들도 크게 꺼리지 않고 잘 먹을 것이다.

Recipe

현미 크로켓 만들기

재료

현미밥, 양파, 닭고기, 감자, 소금, 후추, 달걀, 빵가루, 현미유

만드는 법

1. 으깬 현미밥, 잘게 썬 양파와 닭고기, 짓이긴 삶은 감자를 함께 잘 섞는다. 소금과 후추를 뿌리고 생달걀을 넣어 반죽한 다음 타원형으로 빚는다.

2. 따로 달걀을 풀어 1을 푹 잠기게 한 다음 빵가루를 꼼꼼히 묻힌다.

3. 고온의 현미유로 바싹 튀긴다.

현미 볶음밥

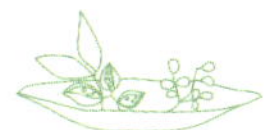

볶음밥보다는 비빔밥이 건강에 더 좋지만, 아이들은 볶거나 튀긴 것을 더 좋아한다. 이따금 현미밥을 활용해 볶음밥을 해주는 것도 그리 나쁘지 않다. 현미와 친하게 만들기 위해서 말이다.

Recipe

현미 볶음밥 만들기

재료

현미밥, 양파, 당근, 표고버섯, 완주, 닭고기, 흰살생선, 현미유, 청주,
소금, 후추, 참기름, 카레 가루

만드는 법

1. 현미밥을 되게 짓는다.

2. 양파, 당근, 표고버섯을 잘게 썰고 삶은 완두를 준비한다. 닭고기,
   흰살생선도 잘게 썰어둔다. 이 재료들을 모두 비슷한 분량으로 준
   비하되 밥양의 20% 정도가 적당하다.

3. 바닥이 넓은 냄비에 참기름을 두르고 현미밥을 볶는다. 강한 불에
   서 타지 않도록 정성껏 볶는다.

4. 볶음밥을 다른 그릇에 옮긴 다음 현미유를 두르고 2를 볶고 청
   주, 소금, 후추를 약간 뿌린 후 밥을 다시 한 번 넣어 볶는다. 마
   지막에 참기름을 뿌린다. 여기에 카레 가루를 조금 첨가하면 아이
   들이 좋아하는 카레 볶음밥이 된다.

현미 만두

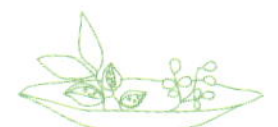

삼국지에서 유래한 만두는 건강에 좋은 음식이다. 여러 영양소를 한꺼번에 흡수할 수 있기 때문이다. 또한 크게 만들지 않은 만두는 먹기에도 편해서 아이들 간식용으로 그만이다.

Recipe

현미 만두 만들기

재료

현미밥, 만두피, 다시마 물, 돼지고기, 흰살생선, 새우, 표고버섯, 죽순, 당근, 현미유, 달걀

만드는 법

1. 다시마 물로 지은 현미밥을 풀어 놓는다.

2. 돼지고기, 흰살생선, 새우, 표고버섯, 죽순, 당근 등을 잘게 썰고 전체 양의 20~30% 되는 분량으로 양파를 잘게 썰어 함께 버무린 후 소금으로 간을 한다.

3. 현미밥을 현미유로 충분히 볶는다.

4. 볶은 현미밥과 비슷한 양의 2 를 섞고 달걀 흰자위를 첨가해 잘 반죽한다. 반죽이 잘 안 되는 경우는 녹말가루를 조금 넣으면 좋다.

5. 이렇게 해서 만든 속 재료를 만두피로 싼 다음 현미유를 두른 프라이팬에 넣고 뚜껑을 덮어 천천히 구워 익힌다. 만두를 프라이팬에 굽지 않고 중간 불에서 충분히 쪄서 먹어도 좋다. 만두 속 재료를 표고버섯, 죽순, 당근 등을 채 썰어 참기름에 볶은 것과 현미밥을 절반씩 섞어 맛 간장으로 간을 하고 만두피로 싸는 방법도 있다.

6. 간장과 식초를 반반씩 섞은 소스에 찍어 먹는다.

현미밥 고추장떡

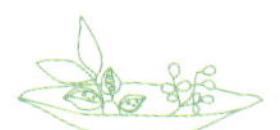

피자에 익숙한 아이들에게 우리 고유 음식인 고추장떡을 자주 해 주면 우리 음식과 친하게 되는 계기를 만들 수 있다. 아울러 고추장떡을 먹는 순간 김치를 꺼리는 아이들에게도 김치의 효능이 전달될 수 있다.

Recipe

현미밥 고추장떡 만들기

재료

현미밥, 고추장, 채친 고추, 채친 김치, 소금

만드는 법

1. 현미밥, 고추장, 채친 고추와 채친 김치를 준비한다.

2. 현미밥을 소금으로 약하게 간을 하고 방망이로 찧고 나서 손으로 조물조물 주무른다.

3. 1과 2 를 섞어 현미유를 두른 팬에 굽는다.

양송이버섯 현미소

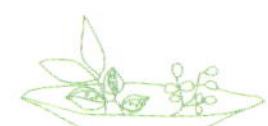

아이들이 의외로 싫어하는 음식이 버섯이다. 하지만 버섯은 자주 먹어야 한다. 버섯은 기억력과 사고력을 높여 주기 때문이다. 공부하는 아이들에게 아주 좋은 음식이다.

Recipe

양송이버섯 현미소 만들기

재료 4인분

큰 양송이버섯 8개, 잘게 썬 파슬리 2큰술, 버터 1과 1/2큰술, 잘게 썬 치즈 반 컵, 소금, 후추, 간장, 물 약간, 현미밥 1컵

만드는 법

1. 버터 절반으로 현미밥을 볶고 파슬리도 첨가해 살짝 열을 가한 후 소금, 후추로 맛을 낸다.

2. 양송이버섯은 기둥을 떼어내고 컵 모양으로 뒤집은 후 1을 채워 넣는다. 터지지 않을 정도로 밀어 넣은 후 위에 잘게 썬 치즈를 얹는다.

3. 속 재료를 넣은 양송이버섯을 남은 버터를 녹인 프라이팬에 나란히 얹어 뜨겁게 한 다음 물과 간장을 조금 넣고 뚜껑을 덮는다. 약한 불에 약 10분간 익힌다.

　　　현미 가루를 활용한 현미식을 만들 때 현미와 현미 찹쌀 가루를 반반 섞어 사용하는 것은 기본이다. 전과 죽의 재료로 쓸 때는 현미 자체로 가루를 내고, 떡을 만드는 것은 물에 불린 쌀가루를 사용한다.

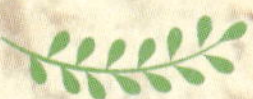

3장
현미 가루를 활용한 현미식

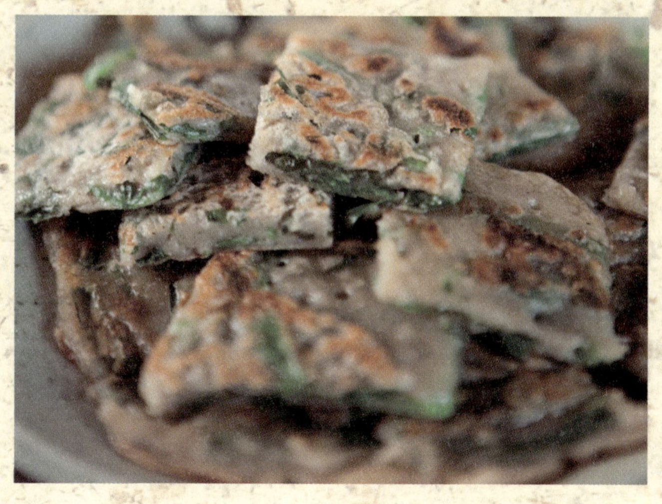

모듬 쌈채소 현미전

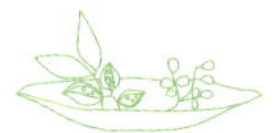

식물은 잎을 통해 햇빛과 공기를 받아들여 광합성 작용을 하고, 대지에 뻗은 뿌리를 통해서 각종 영양소를 흡수하며 살아간다. 즉 식물은 땅과 하늘의 정기를 흡수하여 살아간다. 따라서 우리가 식물을 먹는 것은 곧 우주의 정기를 섭취하는 것이다. 우리가 쉽게 접하는 식물인 채소도 이와 마찬가지다.

모듬 쌈채소 현미전 만들기

재료

쌈으로 준비한 상추, 치커리, 겨자, 케일, 신선초 등 색깔별로 4~5가지를 100g 정도 준비한다. 채소 양념은 고운 고춧가루 1/2큰술, 맑은 액젓 1큰술의 비율이다. 현미 · 현미 찹쌀 가루 각 100g, 밀가루 30g, 물 230g, 현미유를 준비한다.

만드는 법

1. 씻어 잘게 채친 채소를 채소 양념으로 섞어 버무린다.

2. 같은 분량의 가루와 잘 섞어 반죽한 다음 팬을 달궈 현미유를 두르고 부친다.

모듬뿌리 현미 메밀전

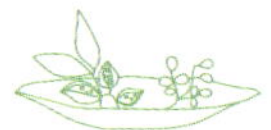

　　메밀에는 모세혈관을 튼튼하게 해 혈액순환을 좋게 하는 루틴 성분이 많이 들어 있다. 그래서 고혈압, 동맥경화, 허혈성 심장질환, 뇌혈관 장애 등 성인병 예방에도 좋은 식품이다. 이를 적절히 섞은 음식을 자주 먹으면 좋을 것이다.

모듬 뿌리 현미 메밀전 만들기

재료

양파, 무, 당근, 비트 등 뿌리채소 4~5가지 150g, 현미·현미 찹쌀 가루 100g, 메밀 가루 30g, 물 250g

만드는 법

1. 무 등 뿌리채소를 잘게 채친 다음 현미 가루, 메밀 가루 등과 잘 섞어 반죽한다.

2. 달군 팬에 현미유를 두르고 부친다.

두부 현미전

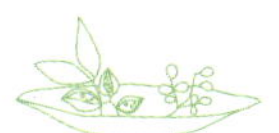

콩에는 단백질이 40%로 쇠고기보다 그 양이 2배가 넘고 지방은 20%, 전분은 1% 이하에 불과하여 영양 면에서 보면 육류에 더 가까운 식품이라 할 수 있다. 또 콩의 지방은 대부분 불포화 지방산이어서 콜레스테롤의 수치를 낮추어 고혈압, 동맥경화, 비만 등에 좋다.

두부 현미전 만들기

재료

두부 250g, 땅콩가루 20g, 검정깨 가루 20g, 찹쌀 현미 가루 50g, 다진 파 1큰술, 다진 표고버섯 50g, 달걀 1개, 현미유 적당량, 죽염 1/2작은술

만드는 법

1. 두부는 포크로 으깬 뒤 면 주머니에 넣어 물기를 꼭 짜고 무거운 것으로 20분간 눌러둔다.

2. 모든 재료를 으깬 두부와 섞고 잘 풀어둔 달걀을 넣고 끈기가 나도록 치댄다.

3. 반죽을 둥글납작하게 빚어 달군 팬에 현미유를 두르고 앞뒤로 노릇하게 지진다.

팽이버섯 현미전

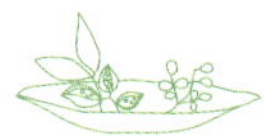

　　팽이버섯은 비교적 가격이 저렴해 쉽게 먹을 수 있다. 이러한 팽이버섯에는 단백질, 당질, 비타민 B1, 비티민 B6 등이 풍부하다. 또한 식이섬유, 철분, 칼슘 등의 영양 성분도 많이 함유되어 있다. 특히 항암 효과에도 좋으니 자주 먹으면 좋을 것이다.

팽이버섯 현미전 만들기

재료

팽이버섯 200g, 당근 20g, 양파 30g, 표고버섯 20g, 현미 찹쌀 가루 50g, 죽염 1 작은술, 현미유

만드는 법

1. 팽이버섯, 당근, 양파, 표고버섯을 손질하여 잘게 썬다.

2. 현미 찹쌀 가루를 묽게 갠 다음 달군 팬에 현미유를 두르고 한 숟 가락씩 떠서 굽는다.

감자현미 피자

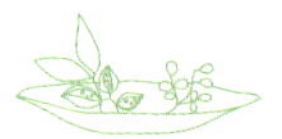

감자는 영양 간식으로 최고의 인기를 얻고 있는 식품이다. 감자는 채소와 과일을 통틀어 가장 유용한 칼륨 공급원이다. 감자에 들어 있는 칼륨은 음식을 짜게 먹는 우리의 건강에 상당한 도움이 된다.

Recipe

감자현미 피자 만들기

재료

감자 5개, 현미 찹쌀 가루 2큰술, 파프리카 1개, 피망 1개, 양송이 3개, 깻잎 2장, 모차렐라 치즈 1봉, 현미유 5큰술, 토마토케첩 1/2컵, 죽염 약간

만드는 법

1. 감자는 찜솥에 쪄서 곱게 으깬 다음 죽염, 현미 찹쌀 가루와 반죽하여 팬에 넓게 펴준 다음 토마토케첩을 바른다. 양송이, 깻잎을 채 썰고 피망과 파프리카는 원형으로 자른다.

2. 양송이, 피망, 파프리카를 얹고 치즈를 뿌린 다음 뚜껑을 덮어 팬에 지진 후 채친 깻잎을 올려 마무리한다.

현미 단호박죽

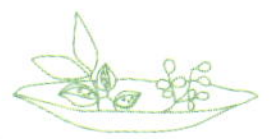

    단호박 속에 함유된 펙틴 성분은 인체를 건강하게 하는 여러 가지 효능을 가지고 있다. 눈을 건강하게 하고, 콜레스테롤이 혈관에 쌓이는 것을 억제한다.

Recipe

현미 단호박죽 만들기

재료

단호박 1kg, 현미 찹쌀 가루 300g, 생수 1.5ℓ , 강낭콩 30g, 구운 소금 1작은술, 땅콩가루 20g

만드는 법

1. 씨를 제거한 단호박을 대충 썰어 강낭콩과 함께 40분 정도 푹 삶는다.

2. 구운 소금과 현미 찹쌀 가루를 뿌리면서 저어준다.

3. 땅콩 가루를 넣는다.

특별한 날만 해먹던 떡을 이제는 일상에서 늘 만날 수 있다. 우리 민족과 오랫동안 함께 해 온 떡의 종류는 다양하다. 어느 떡이든 현미를 주재료로 하면 현미떡이 될 것이다.

4장
현미로 만든 떡의 세계

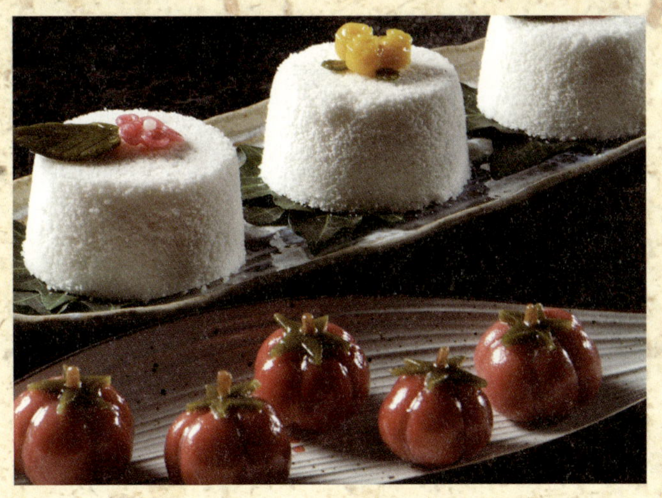

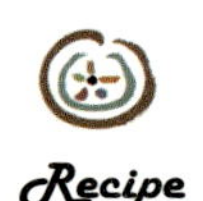

쑥버무리 만들기

재료

쑥 100g, 현미 가루(멥쌀 70%, 찹쌀 3%) 1컵, 황설탕 2 큰술, 소금 약
간

만드는 법

1. 쑥을 깨끗이 씻어 소쿠리에 담아 물기를 짠다.
2. 쌀가루에 1 의 쑥을 넣고 버무린 후 설탕과 소금으로 간한다.
3. 한 김 오른 찜통에 베보를 깔고 2 를 넣고 20분가량 찐다.
4. 한 김 식힌 후 먹기 좋은 크기로 잘라 접시에 담는다.

Recipe

막걸리 증편 만들기

재료

현미 가루 5컵, 유기농 막걸리 1/2컵, 물 2컵, 유기농 설탕 1/2컵, 생강 즙 1큰술

만드는 법

1. 현미 가루를 체에 내려 막걸리, 물, 설탕, 생강즙을 넣고 손바닥으로 거품이 생길 때까지 한쪽으로 젓는다.

2. 30°C에서 4시간 정도 1차 발효시킨 후 나무주걱으로 눌러 거품을 꺼뜨린 다음 1시간 2차 발효시킨다. 그리고 작은 모양틀에 4/5 정도 담아 약간 부풀어 오를 때까지 3차 발효시킨다.

3. 시루 안에 2 를 넣고 수증기로 30분간 찐 후 다 쩌지면 마무리용 기름(현미유)을 발라낸다.

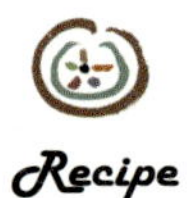

Recipe

현미 절편 만들기

재료

현미 가루 1kg, 물 1과 1/2컵, 매실 효소 1/2컵, 쑥 가루 2큰술

만드는 법

1. 현미 가루에 물을 넣고 잘 비벼 체에 내린다.

2. 시루 안에 시루 밑을 깔고 1 의 재료를 찜기에서 김 오른 수증기에 10분간 쪄낸다. 다 쪄진 반죽에 쑥 가루를 넣고 치대 색을 낸 후 매실 효소를 붓고 부드러워질 때까지 치댄다.

3. 반죽을 밀대로 밀어서 적당한 크기로 만들어 무늬를 찍어 모양을 만든다.

tip

현미를 씻어 5시간 이상 물에 불려 건져 30분 정도 물기를 뺀 뒤 곱게 빻아 그냥 쓰면 일반 현미 절편이고, 소금과 데친 쑥을 넣어 곱게 빻아 쓰면 쑥절편, 쑥개떡이다. 방앗간에 맡기면 편하다. 데친 쑥 대신 가공한 쑥 가루, 복분자 가루 등을 쓰면 편하다.

현미 수수팥떡 만들기

5인분 재료

현미 찹쌀 가루 2컵, 수숫가루 4컵, 끓은 물 10큰술, 붉은 팥고물 2컵, 끓은 현미 조청 4큰술

만드는 법

〈반죽〉

1. 수숫가루와 현미 찹쌀 가루를 물로 반죽하여 오래 치댄 다음 잘라서 2cm 크기로 동그랗게 빚는다.

〈삶기〉

2. 끓은 물에 소금을 약간 넣고 경단을 넣은 다음 경단이 떠오르면 냉수를 붓는다.

3. 물기를 뺀 다음 경단에 조청을 약간 묻히고 팥고물을 묻힌다.

현미 설기 만들기

재료

현미가루 5컵, 물 7~8큰술, 유기농 설탕 3큰술, 대추 3개, 호박씨 1작은술

만드는 법

〈체 내리기〉

1. 쌀가루에 물을 섞어 반죽, 쌀가루를 주먹으로 쥐어 3~4번 던졌을 때 부서지지 않으면 잘 반죽이 된 것이다.

2. 중간체에 내린 후 설탕을 고루 섞는다.

〈찌기〉

3. 찜통 시루 밑에 면 보자기를 깔고 틀을 놓은 뒤 2 를 평평하게 고루 펴 정리한다.

4. 김이 오른 솥에 3.을 올리고 골고루 김이 나면 뚜껑을 덮고 약 20 분가량 찐 후 약한 불에서 뜸 들인다. 뚜껑을 열고 떡을 꼬치로 찔러서 흰 가루가 안 묻어나면 불을 끈다.

5. 한 김 나간 후 대추, 호박씨 등으로 고명을 올린다.

Recipe

현미 인절미 만들기

4인분 재료

현미 찹쌀 5컵, 죽염 1큰술, 유기농 붉은 콩가루 1컵

만드는 법

1. 현미 찹쌀을 깨끗이 씻어 24시간 이상 충분히 불려 물기를 뺀 다음 소금을 넣어 가루를 낸다.

2. 김이 오른 찜통에 면 보자기를 깔고 가루를 안친 다음 30분간 찌고 10분간 뜸 들인다.

3. 기름 바른 넓은 그릇에 떡을 쏟아 치댄다.

4. 원하는 모양을 만들어 콩고물을 묻힌다.

tip

흰 팥, 카스텔라, 검은깨, 붉은 팥 등을 고물로 써서 다양하게 만들어 보자.

Recipe

현미 약식 만들기

7~8명 재료

현미 찹쌀 5컵, 밤 15개, 대추 20개, 잣 약간
양념 : 유기농 황설탕 1컵, 참기름 4큰술, 진간장 3큰술, 계핏가루 1작은술, 대추고 3큰술, 꿀 2큰술, 유자청 3큰술

만드는 법

1. 밤은 4~6등분하고 대추는 씨를 발라 3~4조각으로 썬다. 잣은 고깔을 뗀다.

2. 찹쌀은 24시간 이상 불린 뒤 물기를 뺀 다음 찜통에 면 보자기를 깔고 1시간 30분 정도 찐다. 뜨거울 때 큰 그릇에 쏟아 황설탕을 넣고 밥알이 한 알씩 떨어지도록 주걱으로 고루 섞는다.

3. 참기름, 진간장, 계핏가루로 넣어 맛과 색을 내고 준비한 대추, 밤을 넣는다.

4. 2시간 이상 상온에 둬 맛이 밴 다음 김이 오른 찜통에 젖은 면 보자기를 깔고 안친 다음 50분 정도 쪄낸 후 그릇에 쏟아 틀에 참기름을 골고루 바르고 약식을 넣어 모양을 내거나 밥그릇에 밥처럼 담는다.

tip

현미 찹쌀이므로 물에 불리는 시간, 밥 찌는 시간이 흰 찹쌀보다는 길어야 한다.
장시간 불려야 하니 겨울에는 2~3회, 여름에는 5~6회 가량 물을 갈아 준다.

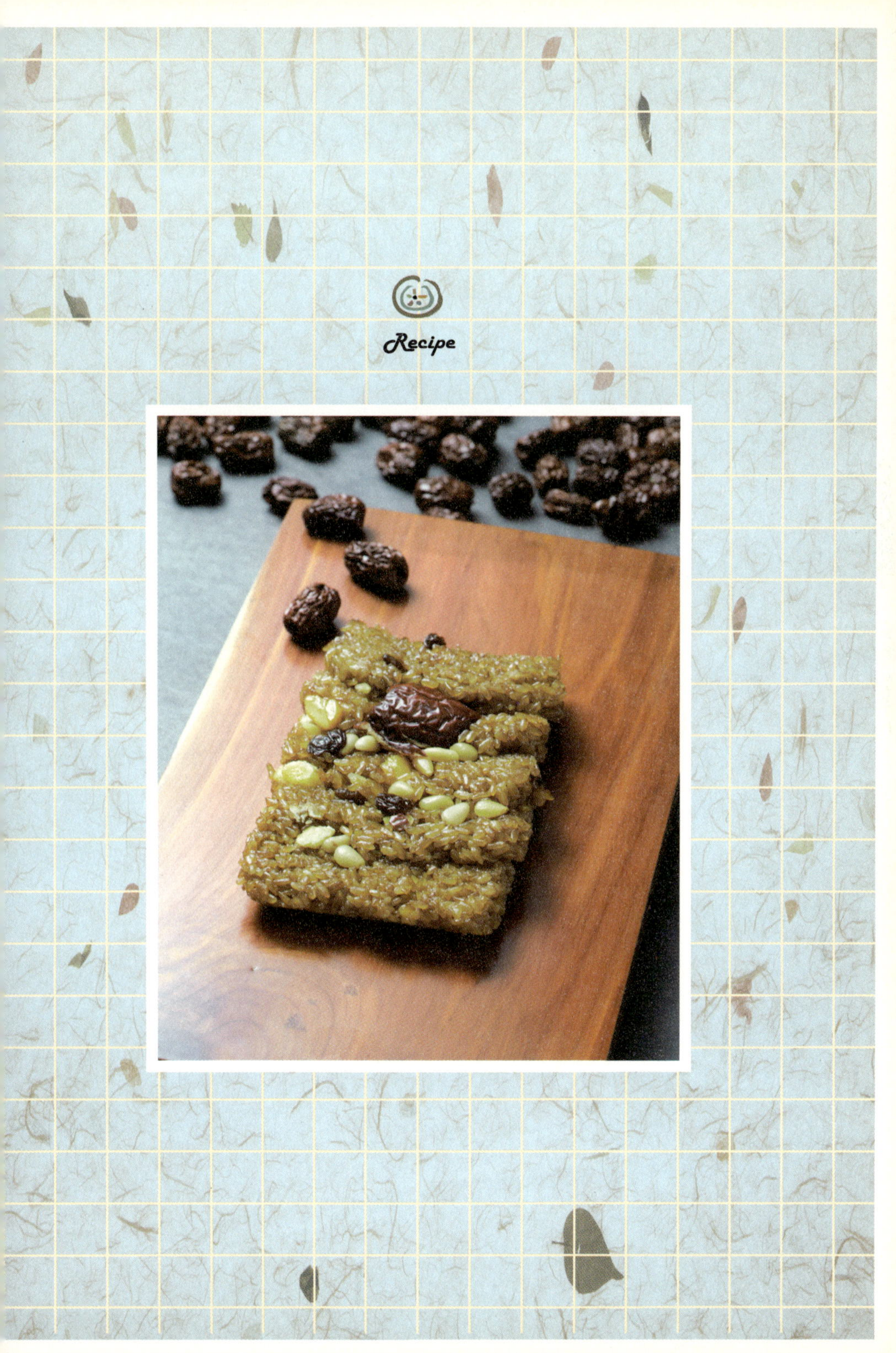

Recipe

쌀눈·쌀겨효소를 활용해 과자를 만들어 먹으면 일거양득의 효과가 있다. 현미를 멀리하는 사람들도 현미의 영양분을 섭취하게 되는 것이다.

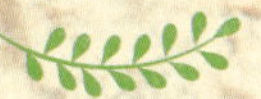

5장

현미식보다 2배 좋은
백미로 먹는 현미식

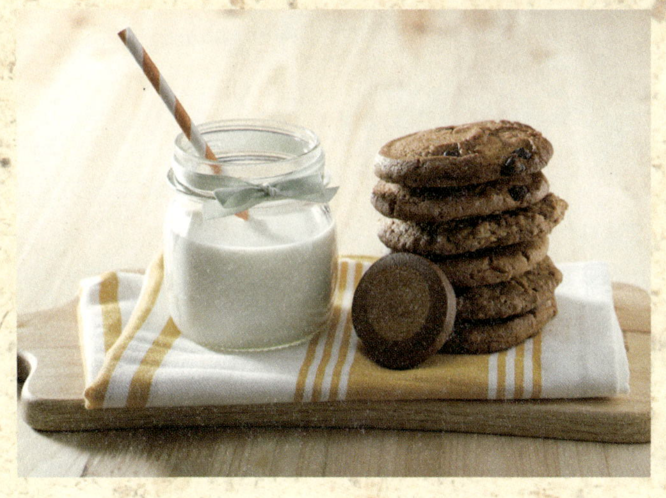

Recipe

쌀눈·쌀겨효소 오곡 생쿠키 만들기

재료

쌀눈·쌀겨효소 2컵, 보릿가루, 조 가루, 기장가루, 콩가루 각 1/4컵, 현미 조청 1과 1/2컵, 발효소금 약간

잡곡 가루 만들기

1. 보리 5시간, 조 2시간, 수수, 콩 2~3시간 물에 담가 불린 다음 쪄서 완전하게 말린다.

2. 위의 잡곡을 슬쩍 한번 볶아 준다. 약간의 소금을 넣고 곱게 빻는다.

만들기

3. 쌀눈·쌀겨효소와 볶은 잡곡 가루를 골고루 섞는다.

4. 현미 조청을 넣고 고루고루 반죽한다.

5. 가래떡처럼 만들어 15g 크기로 잘라 적당한 모양을 만들어 냉장고에 보관한다.

tip
백미 밥 한 공기를 먹고 나서 후식으로 먹는다.

쌀눈·쌀겨효소 콩 생쿠키 만들기

재료

쌀눈·쌀겨효소 3컵, 검은 콩가루, 흰 콩가루, 파란 콩가루, 노란 콩가루 각 1/4컵, 현미 조청, 발효소금 약간

콩가루 만들기

1. 4가지 색깔의 콩을 물에 씻어 찐 다음 슬쩍 볶아 가루로 낸다.

만들기

2. 쌀눈·쌀겨 효소 가루와 볶은 4색 콩가루를 골고루 섞는다.

3. 현미 조청을 넣고 잘 반죽하여 모양을 만들어 그릇에 담아 냉장고에 보관한다.

tip
백미 밥을 먹고 후식으로 1~2개 먹는다.

쌀눈·쌀겨효소 밤 생쿠키 만들기

재료

쌀눈·쌀겨효소 3컵, 삶은 밤 1컵, 현미 조청, 죽염 약간

밤 재료 만들기

1. 생밤을 껍질째 푹 삶아 속껍질을 벗겨 내고 속을 으깨어 소금을 넣고 체에 내린다.

2. 바람을 약간 쐬여 가실가실하게 만든다.

만들기

3. 삶은 밤 재료를 쌀눈·쌀겨효소와 삶은 밤을 골고루 섞은 다음 현미 조청을 넣어 잘 반죽한다.

4. 굵은 가래떡 형태로 만들어 20g 크기로 잘라 모양을 만든다. 용기에 담아 냉장고에 보관하고 사용한다.

tip

백미 밥에 식사 후에 1개를 후식으로 먹는다.

쌀눈·쌀겨효소 율무 생쿠키 만들기

재료

쌀눈·쌀겨효소 4컵, 율무가루 1컵, 현미 조청, 발효소금 약간

율무가루 만들기

1. 율무를 물에 담가 4시간 정도 충분히 불린 후 건져 찐다.
2. 쪄진 율무를 건조해 소금을 약간 넣고 슬쩍 볶아 가루로 낸다.

만들기

3. 쌀눈·쌀겨효소에 율무가루를 골고루 섞는다.

4. 현미 조청으로 잘 반죽한다.

5. 굵은 가래떡처럼 만들어 20g 크기로 잘라 모양을 만들어 용기에
   담아 냉장고에 보관하고 사용한다.

tip

백미 밥을 먹고 나서 1개씩 후식으로 먹는다.

Recipe

쌀눈·쌀겨효소 잣 생쿠키 만들기

재료

쌀눈·쌀겨효소 4컵, 잣 1컵, 현미 조청, 한지

잣가루 만들기

1. 잣은 투명하고 굵기가 고른 알을 골라 깨끗한 한지에 싸서 도마 위에 두고 조심스럽게 두들겨 으깨듯이 다진다.

만들기

2. 쌀눈·쌀겨효소에 준비된 잣가루를 넣고 수분 정도를 보고 현미 조청을 첨가하여 골고루 잘 반죽한다.

3. 20g 크기로 잘라 모양을 만들어 용기에 담아 냉장고에 보관하고 사용한다.

tip

백미식을 하고 난 후 후식으로 1개씩 먹는다.

Recipe

쌀눈·쌀겨효소 쿠키 만들기

재료

쌀눈·쌀겨효소 80g, 박력분 100g, 버터 80g, 유기농 설탕 80g, 달걀 1 개, 검은깨 1큰술, 소금 약간

만들기

1. 실온에서 말랑해진 버터를 부드럽게 풀어준 후 설탕, 소금을 몇 번 나누어 넣어 가면서 섞은 다음 달걀을 깨 넣고 충분히 섞는다.

2. 쌀눈·쌀겨효소와 박력분을 한 데 섞어 검은깨를 넣고 주걱 날을 세워 금을 그어가며 섞는다.

3. 가루가 모두 흡수되면 한 덩이로 모은다. 반죽을 넓게 자른 위생 비닐에 놓고 5mm 두께로 밀어준 후 냉장고에서 20~30분간 숙성 한다.

4. 위에 비닐을 걷어내고 단단해진 반죽을 원형 틀로 찍어준다. 찍어낸 반죽을 팬에 가지런히 배치한다.

5. 팬 뚜껑을 닫고 약한 불에서 15~20분가량 굽다가 바닥이 짙은 갈 색이 들면 뒤집어서 5분간 더 굽는다.

tip

백미식 후 2~3개 후식으로 먹는다.

Recipe

쌀눈·쌀겨효소 모듬 채소쿠키 만들기

재료

쌀눈·쌀겨효소 100g, 박력분 120g, 베이킹파우더 1/2작은술, 버터 100g, 설탕 60g, 소금 1/4 작은술, 달걀 1개, 데쳐서 채친 모듬 채소 50g, 볶은 땅콩가루 30g

만드는 법

1. 5가지 이상의 채소를 데친 후 잘게 다져준다.

2. 실온에서 말랑해진 버터에 설탕, 소금을 넣고 잘 섞은 다음 달걀을 깨 넣고 치지 않도록 충분히 섞는다.

3. 여기에 채친 모듬 채소를 넣어 가볍게 섞고 쌀눈·쌀겨효소, 박력분, 베이킹파우더를 한데 섞어 주걱으로 칼질하듯 금을 그어가며 섞어준다.

4. 가루가 완전히 섞이기 전에 땅콩가루를 넣고 반죽을 반으로 잘라서 뒤엎어가며 고루 섞어준다.

5. 넓게 자른 위생 비닐로 반죽을 감싸고 납작하게 만든 후 칼로 눌러 16등분 한다.

6. 반죽을 손바닥에 가볍게 굴려준 후 팬에 간격을 두고 배치하고 납작하게 눌러 모양을 잡는다.

7. 팬 뚜껑을 닫고 1/2 약한 불에서 15분가량 굽다가 뒤집어서 2~3분간 굽는다.

tip

백미 식사 후에 2~3개 정도 시간을 두고 후식으로 먹는다.

Recipe

쌀눈·쌀겨효소 곶감 호두 쿠키 만들기

재료

쌀눈·쌀겨효소 100g, 박력분 120g, 베이킹파우더 1/2작은술, 현미유 100g, 소금 2g. 우유 50g, 황설탕 40g, 다진 호두 40g, 다진 곶감 60g

만들기

1. 볼에 현미유, 황설탕, 소금, 우유를 넣고 거품기로 잘 섞는다.

2. 1.에 채친 가루를 넣고 골고루 섞은 다음 다진 호두와 곶감을 넣고 주걱으로 자르듯이 반죽을 섞는다.

3. 팬에 반죽을 한 숟가락씩 떠서 일정한 간격을 두고 모양을 잡는다.

4. 팬 뚜껑을 닫고 1/2 약한 불에서 15분가량 굽다가 뒤집어서 5분간 굽는다.

tip

백미식 후 2~3개를 후식 또는 간식으로 먹는다.

Recipe

쌀눈·쌀겨효소 사과 쿠키 만들기

재료

쌀눈·쌀겨효소 100g, 우리 밀 박력분 120g, 베이킹파우더 1/2 작은술, 버터 80g, 설탕 60g, 소금 1/4 작은술, 달걀 1개, 사과 크림(사과 1개, 황설탕 2큰술, 계피가루 1/2 작은술, 당근 40g)

만들기

1. 사과는 작은 깍두기 썰기 하여 팬에 담고 황설탕과 버무린 후 센 불에 끓인다. 국물이 다 졸아들면 계핏가루와 작은 깍두기 썰기 한 당근을 넣고 뒤섞어준 후 국물이 없어질 때까지 졸인다.

2. 상온에 둔 버터를 풀어준 후 설탕, 소금을 넣고 촉촉하게 섞어둔다. 달걀을 깨 넣고 잘 섞고 쌀눈·쌀겨효소, 박력분, 베이킹파우더를 한데 섞어 반죽한다.

3. 가루가 완전히 섞이기 전에 사과 당근 조림을 넣고 한쪽에 뭉치지 않도록 고루 섞어준다.

4. 넓게 자른 비닐로 반죽을 싸서 납작하게 만든 후 눌러 칼로 16등분 한다.

5. 위생 장갑을 끼고 가볍게 모양을 낸 후 팬에 놓고 납작하게 눌러 모양을 잡는다.

6. 팬 뚜껑을 닫고 1/2약한 불에서 15분가량 굽다가 뒤집어서 2~3분간 구워준다.

tip

평소 백미식 후 2~3개를 후식 또는 간식으로 먹는다.

Recipe

쌀눈·쌀겨효소 블루베리 치즈 쿠키 만들기

재료

쌀눈·쌀겨효소 100g, 우리 밀 박력분 120g, 베이킹파우더 1/2작은술, 크림치즈 100g, 유기농 황설탕 80g, 달걀노른자 1개, 블루베리 100g

만들기

1. 블루베리를 너무 크지 않도록 잘게 다져준다.

2. 상온에서 말랑해진 크림치즈에 황설탕을 넣고 잘 섞은 다음 노른자를 넣어 재료들을 골고루 섞는다. 여기에 블루베리를 가볍게 섞는다.

3. 쌀눈·쌀겨효소, 우리 밀 박력분, 베이킹파우더를 한데 섞어 채쳐 놓고 주걱 날을 세워 칼질하듯 썰어가며 반죽한다.

4. 넓게 자른 비닐로 반죽을 싸서 납작하게 만든 후 칼로 눌러 16등분한 후 끈적한 반죽을 밀가루 통에 콕 찍어서 손바닥에 가볍게 굴려준 후 팬에 놓고 눌러준다.

tip

평소 백미 식사 후 2~3개를 후식 또는 간식으로 먹는다.

내 몸을 살리는 셀프힐링

자연현미

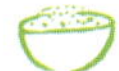

지 은 이 | 민형기
펴 낸 이 | 김원중

기　　획 | 김재운
편　　집 | 박성연, 박순주
디 자 인 | 변은경
제　　작 | 허석기
관　　리 | 차정심

초 판 인 쇄 | 2013년 10월 31일
초 판 발 행 | 2013년 11월 05일

출 판 등 록 | 제313-2007-000172 (2007.08.29)

펴 낸 곳 | (주)상상나무
　　　　　　도서출판 상상예찬
주　　소 | 경기도 고양시 덕양구 행주내동 743-12
전　　화 | (031)973-5191
팩　　스 | (031)973-5020
홈 페 이 지 | http://smbooks.com

ISBN 978-89-93484-80-9 (03510)

값 13,000원

* 잘못된 책은 바꾸어 드립니다.
* 본 도서는 무단 복제 및 전재를 법으로 금합니다.